# Fwi apetisan

## pou bay

## VANT KONTANTMAN

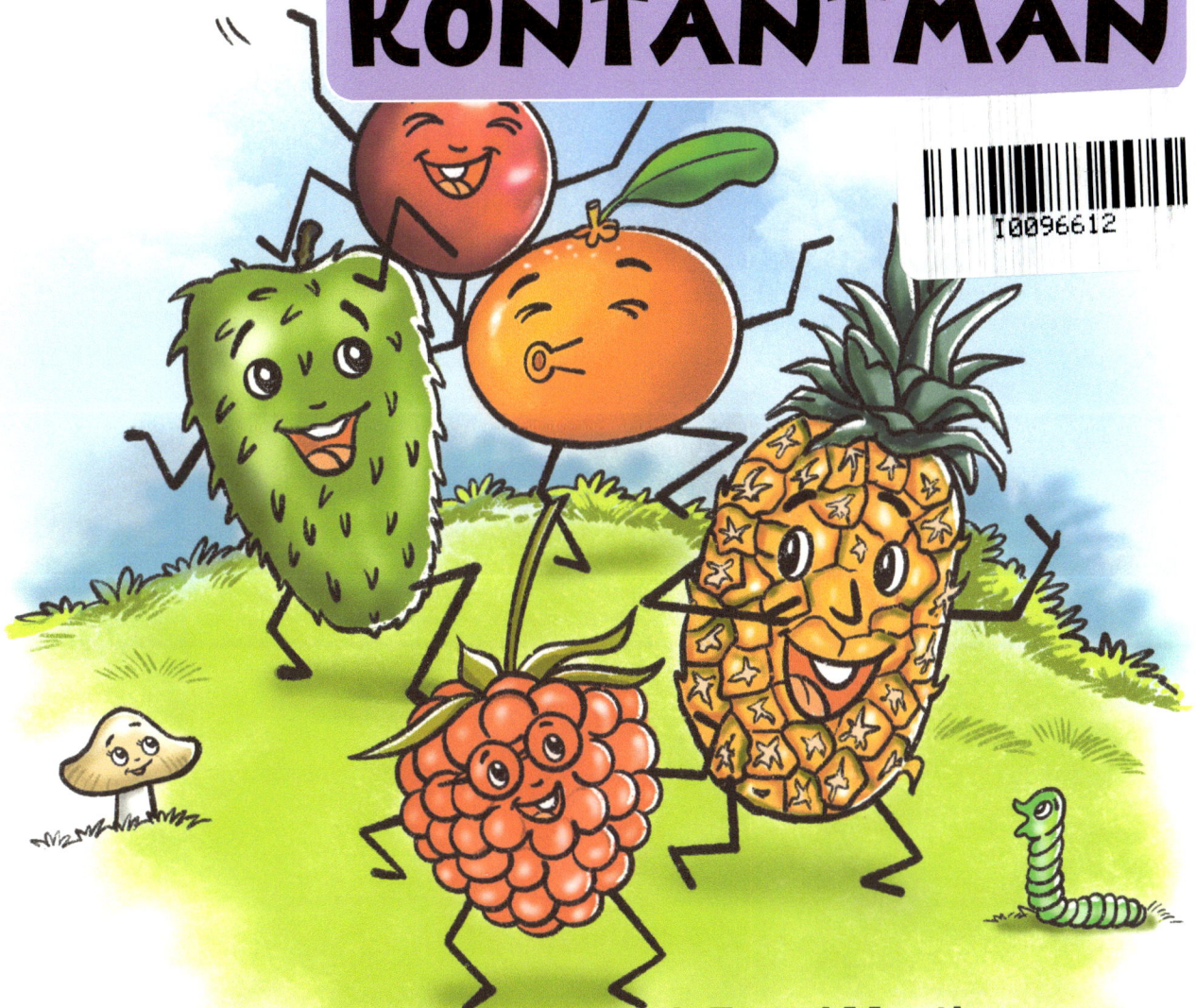

**Otè : Jeanne Fortune ak Fanmi Monties**

**Tradiktè : Reniteau Jean**

**Ilistratè : Venura Bertholomeusz**

Editè : Daywood Felix ak Loyerk Language Services, Inc.
Revizè : Diouf Jean ak Jean Junior Tchaikouvsky Semelfort
Dwa otè : © 2024 Jeanne Fortune
Konpayi ki revize resèt yo : Barke Editing Services Ltd
Moun ki analize resèt yo : Susan Colavito, MS RD LDN Registered Dietitian
Ilistratè : Venura Bertholomeusz
Konsepsyon : Bryony van der Merwe
Dwa sou tèks yo © 2024 Jeanne Fortune
Dwa sou ilistrasyon yo © 2024 Jeanne Fortune
Konpayi ki pibliye liv la : 5Ms Publishing

**Limit responsablite nou :** Moun avèk konpayi ki pibliye epi ekri liv la pa fè okenn reprezantasyon oswa bay okenn garanti sou liv sa a avèk sa ki ladan li yo. Yo pa pran okenn responsablite pou erè, mank presizyon, oswa lòt pwoblèm ki ta genyen ladan li. Sa ki nan liv sa a se sèlman pou bay moun enfòmasyon. Li pa fèt pou trete, geri, oswa anpeche okenn kondisyon nan kò moun oswa maladi. Li pa kapab ranplase konsiltasyon kay doktè oswa kay espesyalis nan domèn nitrisyon. Si ou ap sèvi avèk liv sa a, sa vle di ou aksepte limit responsablite sa a.

**Bagay nan manje ki fè moun fè alèji :** Liv sa a genyen manje yo idantifye epi rekonèt ki konn bay moun gwo alèji. Tanpri pa konsome okenn engredyan ki nan liv sa a si yo konn fè ou fè alèji. Administrasyon Ameriken pou Manje avèk Medikaman (U.S. Food and Drug Administration) idantifye kèk manje ki bay alèji, se pa sèlman pistach, non ; men genyen tou nwa, soya, wowoli, lèt, ze, pwason, ble, kristase avèk kèk fwi. Pou plis enfòmasyon, ale sou sit wèb sa a.
www.fda.gov/food/food-labeling-nutrition/food-allergies

**5MS PUBLISHING**

5Ms Publishing
Palm Beach, FL

www.fivemspublishing.com

ISBN: 978-1-957072-32-6 (Hardcover)
ISBN: 978-1-957072-31-9 (Paperback)
ISBN: 978-1-957072-33-3 (eBook)

Enprime nan peyi Etazini

# Liv sa a disponib tou nan lang :

## Panyòl

Deliciosas frutas para una barriguita feliz

## Fransè

Des fruits delicieux pour un ventre heureux

## Anglè

Yummy Fruits for a Happy Tummy

Se
**verywell**
ki analize resèt yo

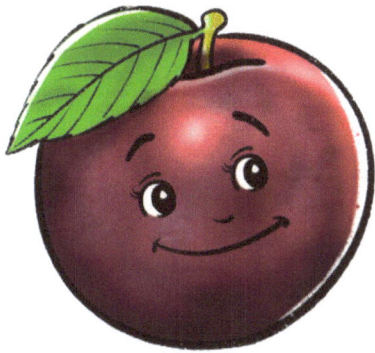

# Remèsiman

Yon gwo remèsiman espesyal pou Natacha A, Eve O, Emmanuel J, Ambel S, Eliana C, Tonton Harry, Chakira M avèk mari nou epi papa nou pou sipò yo avèk patisipasyon yo nan goute resèt nou yo.

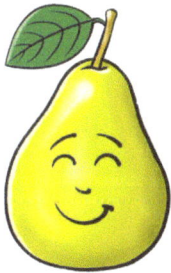
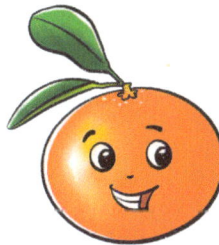
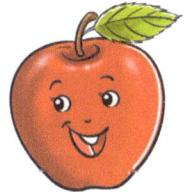

## Liv sa a se pou

_____

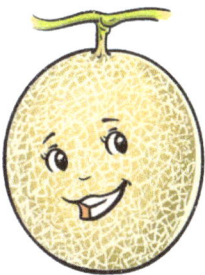
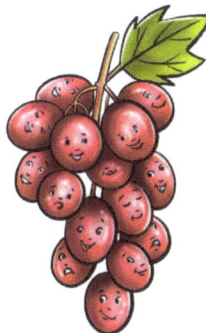
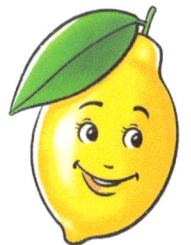

# Sa ki nan Liv la

## Ji ak Palèt Krèm

## Sandwich ak Pen Griye

# Resèt yo ap kontinye

**Ji blennde**

**Bon ti Pla pou Manje Maten**

# Si ou renmen ti DESÈ BYEN GOU, leve men ou !

Èske ou konnen ki sa yon ti desè, yon ti brase bouch, yon ti amizgèl ye ?

Dakò, yon ti brase bouch se yon ti manje ou pran nan mitan de repa. Tout moun renmen ti brase bouch ki byen gou, men èske ou te konnen ti brase bouch kapab byen gou epi an menm tan bon pou kò nou ?

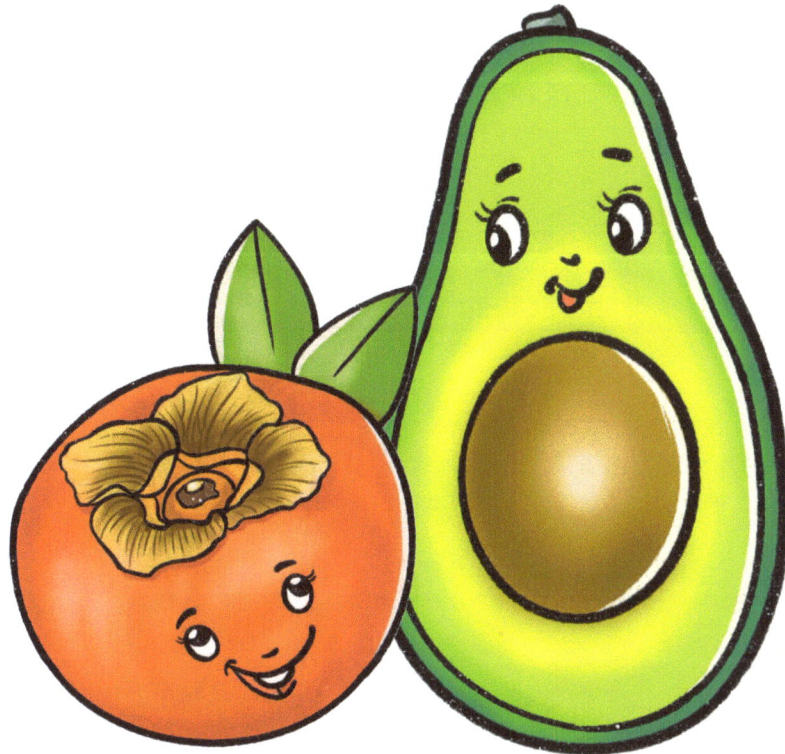

# Premye koze

Chè _____,

Nou se Fanmi Fwi yo, se yon plezi pou nou rankontre ou. Nou soti toupatou sou latè. Nou se yon pati ou kapab manje nan yon plant. Kèk nan nou grandi sou pyebwa, lòt yo soti nan touf oswa nan lyann. Nou pa menm bagay avèk legim yo, yo menm yo soti nan rasin, fèy, oswa tij plant yo.

Nou pa tankou lòt manje yo, non (tankou grenn oswa kèk pwoteyin). Ou kapab manje nou kri, sa vle di nou pa bezwen pase sou dife.

Fanmi nou an genyen ladan li tou tout manje ou pa ta panse tankou tomat avèk zaboka, yo genyen grenn (ki kapab leve si ou plante yo) epi yo grandi soti nan yon flè. Yo menm jan avèk legim epi ou kapab mete yo sou kote bon pla tankou salad.

Fwi yo kapab si, dous, chaje ji, mou, fèm, pike, brak, plen ti grenn, anmè, oswa genyen krèm. Nou chak genyen koulè pa nou, sa vle di nou kapab jòn, vèt, wouj, mov oswa vyolèt, jòn abriko, blan, epi pafwa mawon. Mete nan tèt ou nou tankou yon bèl lakansyèl. Ekspè nan domèn sante yo rekòmande pou moun manje yon rejim ki chaje avèk koulè paske chak koulè genyen yon seri eleman ki ede konbat maladi. Lè nou manje divès kalte fwi tout koulè se yon fason enteresan epi fasil pou kò nou jwenn eleman li bezwen ki pou nouri li, pou nou kapab grandi epi rete an sante.

Nou espere ou pral genyen konsiderasyon pou nou koulye a lè ou anvi pran yon ti brase bouch. Nou gou anpil epi nou chaje avèk avantaj. Nou plen vitamin, mineral, antioksidan avèk lòt bon eleman ki pou nouri sistèm defans ou, pou konbat mikwòb ki antre nan kò ou. Nou kapab ede ou pwoteje je ou yo, selil nan tout kò ou, kè ou, po ou, tout anndan ou, san ou avèk memwa ou. Sa nou ap chache fè, se kenbe ou an sante, mete dlo nan kò ou epi ba ou kè kontan pou ou kapab pase plis tan ap distrè ou, konsa ou ap pase mwens tan malad.

Toujou lave men nou anvan nou prepare manje epi fòk genyen yon granmoun la lè nou ap fè sa. Pa janm sèvi avèk kouto oswa yon recho lè granmoun pa la.

Se te zanmi ou yo,

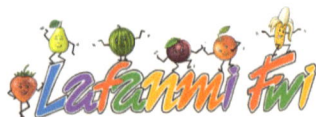

Lafanmi Fwi

# Benefis fwi yo dapre koulè yo

**Bon pou sante je** : Fwi koulè jòn avèk koulè vèt

**Bon pou sante po** : Fwi koulè jòn

**Kenbe fonksyon sistèm defans** : Fwi koulè jòn, fwi koulè vèt avèk fwi koulè blan

**Bon pou bay zo yo fòs** : Fwi koulè jòn

**Bon pou sante kè** : Fwi koulè jòn, vyolèt avèk ble, fwi koulè wouj, fwi koulè vèt avèk fwi koulè blan

**Bon pou fè sistèm nève fonksyone byen** : Fwi koulè jòn

**Diminye risk kèk maladi** : Fwi koulè vyolèt avèk ble, fwi koulè wouj, fwi koulè vèt avèk fwi koulè blan

**Bon pou fè memwa ak sèvo fonksyone byen** : fwi koulè vyolèt avèk ble, fwi koulè wouj

**Kenbe moun ki ap pran laj an sante** : Fwi koulè vyolèt avèk ble

**Kenbe aparèy ki fè nou pipi a an sante** : Fwi koulè vyolèt avèk ble

**Bon pou fè aparèy ki fè dijesyon an an sante** : Fwi koulè vyolèt avèk ble, fwi koulè vèt

**Diminye risk pou timoun fèt tou domaje** : Fwi koulè vèt

**Kenbe kò nou avèk bon kantite likid** : Tout fwi

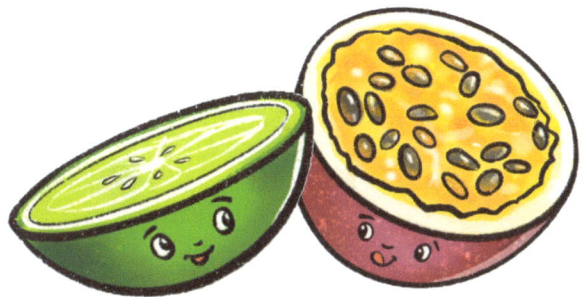

# Tanpri Sonje

**Manje ki kapab lakòz alèji** : Liv sa a genyen manje FDA rekonèt kòm sila yo ki lakòz alèji. Tanpri pa konsome okenn engredyan ki nan lis la si ou fè alèji avèk yo. Resèt ou pral jwenn la yo te fèt avèk fwi òganik lè yo te disponib. Nou te itilize yon blenndè pwofesyonèl pou fè anpil nan resèt sa yo.

Lave men ou anvan ou prepare manje, epi fòk ou toujou genyen yon granmoun avèk ou lè ou ap fè sa. Pa janm sèvi avèk yon kouto oswa yon recho san pèmisyon yon granmoun.

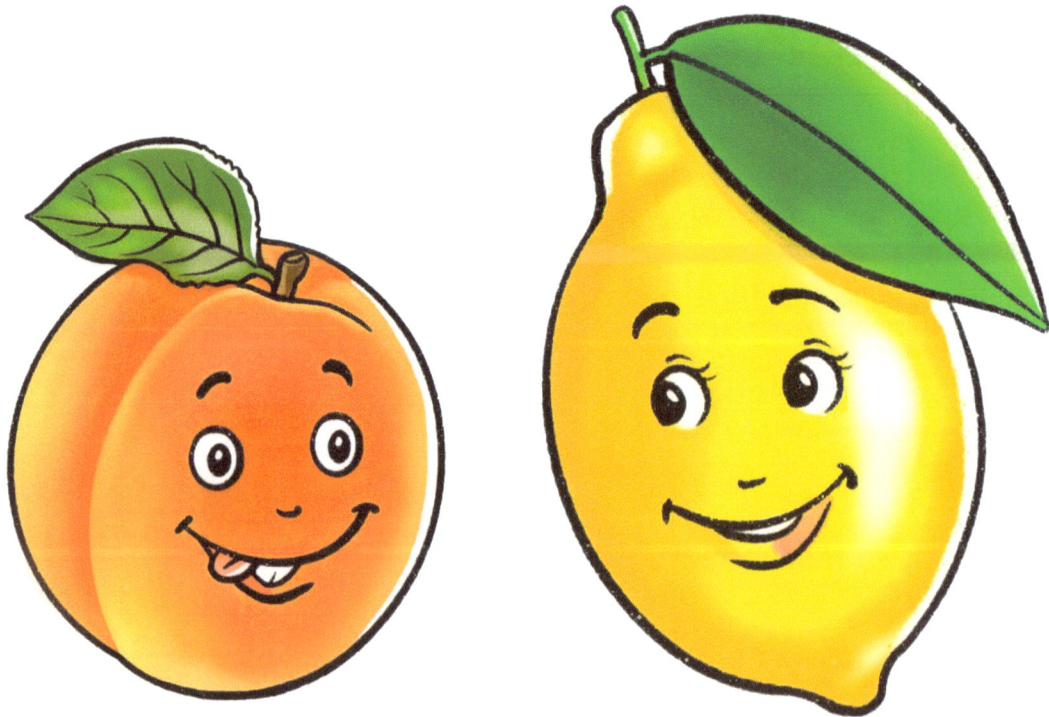

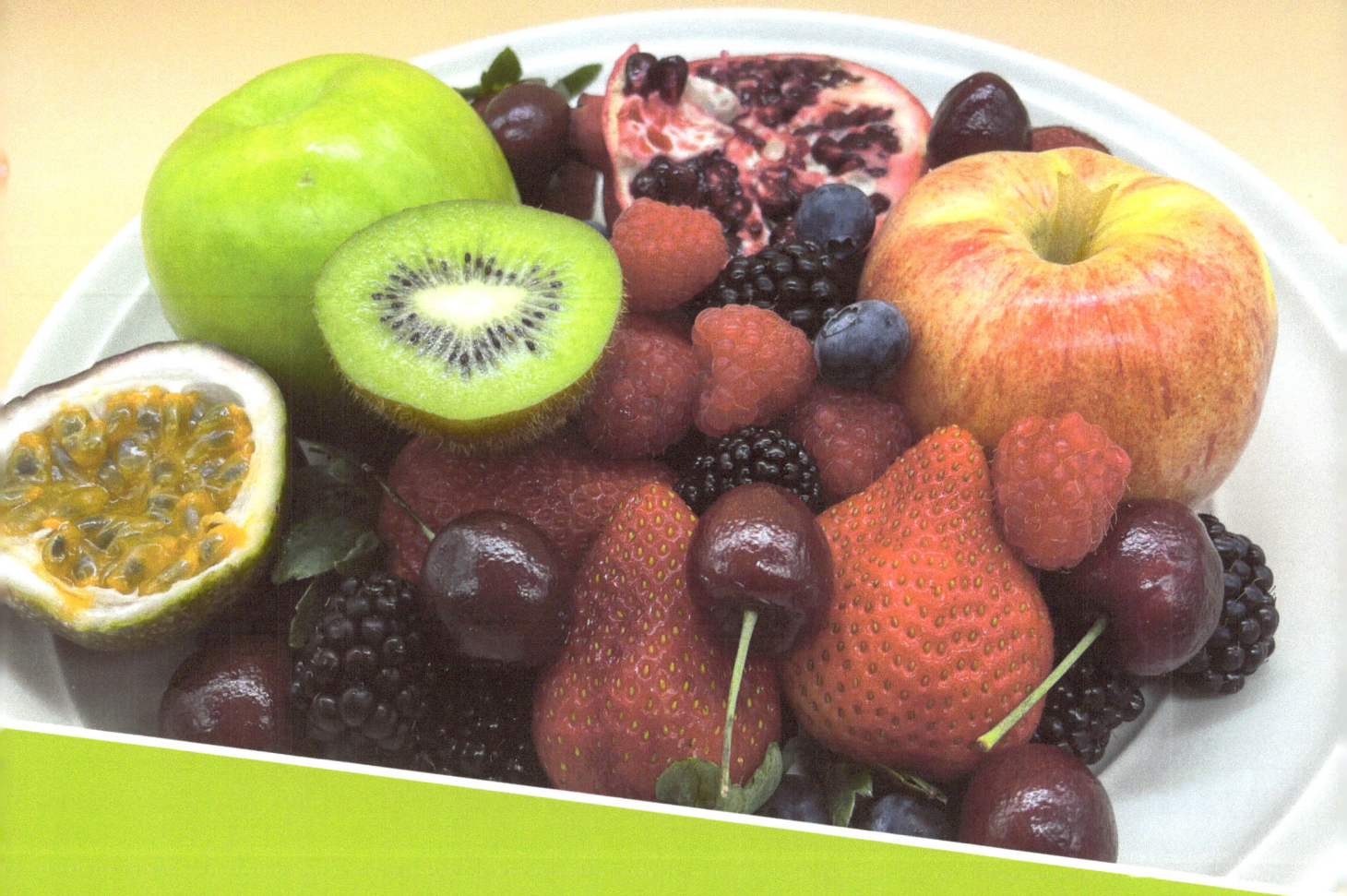

# KALITE FWI

* Nou mete fwi sa yo nan gwoup koulè ki pi komen yo. Men nou kapab jwenn yo nan plis pase yon koulè.

# Jòn avèk Jòn Abriko

## Melon Frans

Bonjou, zanmi mwen, mwen se **Melon Frans**. Menmsi ou wè po mwen grajgraj, men anndan mwen mou, mwen dous, epi mwen chaje ji nan chè mwen. Sa mwen pi renmen an se pran plezi mwen avèk **Melon Myèl** nan menm asyèt.

Mwen genyen pi bon gou nan sezon chalè, men ou kapab jwenn mwen nenpòt lòt lè nan ane a.

Mwen pote anpil dlo pou ou kapab toujou genyen likid nan kò ou. Mwen chaje avèk vitamin A tou, pou ede ou kenbe je ou yo an sante. Manje mwen fre, oswa mete mwen nan salad fwi ou pi renmen an.

Mwen disponib sitou ant sezon ete ak livè.

Mwen gen vitamin B6, ki bon pou sèvo ou, nè ak selil san ou yo epi ki ka fè ou gen yon bon atitid.

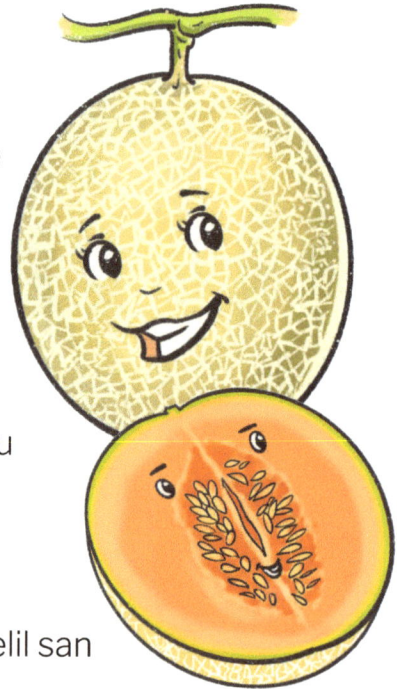

## Pèch

Yo rele mwen **Pèch**. Mwen parèt sou divès koulè, men jeneralman mwen konn jòn oswa jòn abriko, menm jan avèk yon solèy kouche byen klere, pandan lannuit lan ap parèt nan syèl la. Mwen yon ti jan rèd, yon ti kras mou, epi pafwa po mwen sonm.

Mwen pare pandan sezon chalè, ou ap renmen mwen lè ou manje mwen fre. Mwen kapab dous epi chaje ji lè mwen mi.

Mwen genyen anpil vitamin avèk mineral anndan mwen, tankou potasyòm, ki kapab ede kontwole jan kè ou ap bat.

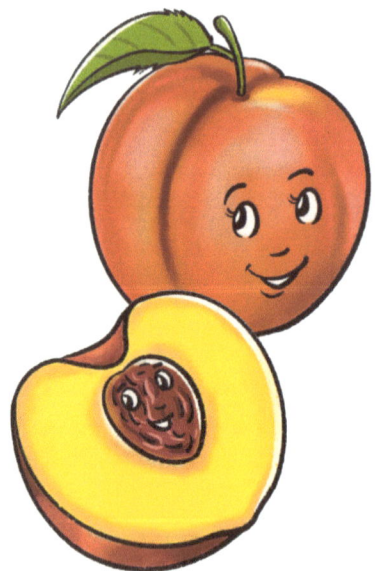

# Nektarin

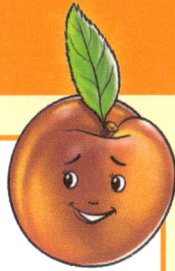

Mwen se **Nektarin**. Ou fenk fè konesans avèk sè mwen **Pèch**. Nou sanble anpil, epi anpil moun fè erè lè yo pran nou pou marasa. Po **Pèch** swa epi li tankou vlou, men po mwen lis san okenn ti pwal sou li. Genyen kèk moun ki di se nan peyi Lachin mwen te soti anvan, men ou kapab jwenn mwen nan anpil peyi nan mond lan jodi a.

Mwen pare pou manje lè mwen mou, men se pa lè mwen rèd, non.

Mwen genyen fib avèk antioksidan. Mwen genyen anpil vitamin C, ki kapab ede kò ou absòbe fè ki nan manje yo.

# Abriko

Kite mwen prezante tèt mwen. Non mwen se **Abriko**, mwen soti nan kontinan Azi, men mwen genyen aspè diferan nan Karayib la. Mwen soti nan menm fanmi avèk **Pèch**, yon zanmi ou te deja rankontre.

Mwen kapab dous epi brak an menm tan. Manje mwen fre oswa tranche mwen epi mete mwen nan yon ji blennde.

Mwen genyen anpil antioksidan, vitamin avèk fib. Mwen kapab ede kè ou, trip ou avèk po ou mache pi byen.

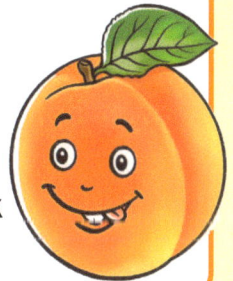

# Mango

Mwen se **Mango**. Mwen grandi nan tout mond lan epi mwen genyen plizyè ti non. Pa egzanp, nan peyi Dayiti, genyen divès kalite mango. Mango ki pi popilè a se **Mango Fransik**, ki gwo, ki plat, ki genyen fòm ren. Lè **Mango Fransik** mi, li jòn, li genyen anpil ji, epi li dous anpil.

Sa ki diferansye mwen avèk lòt fwi yo, ou pa kapab manje po rèd mwen an tou kri. Men, genyen kèk moun ki kuit po mwen avèk dlo pou fè siwo byen gou. Manje mwen fre, oswa tranche mwen epi mete mwen nan salad fwi ou. Mwen pote plis gou dous nan ji blennde yo.

Ou kapab jwenn mwen plis nan sezon soti nan mwa me jiska kòmansman septanm. Mwen chaje avèk vitamin avèk antioksidan, ki bon pou dijesyon epi pou nou kapab byen wè avèk je nou.

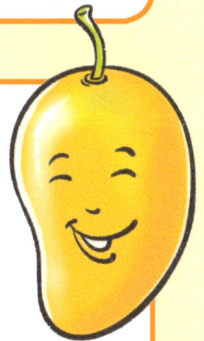

# Jòn avèk Jòn Abriko

## Zabriko

Mwen pa kwè nou te rankontre deja, non. Non mwen se **Mammee Apple** nan lang anglèz, epi mwen soti nan Antiy yo avèk rès Karayib la. Genyen moun ki rele mwen Abriko Karayib la, menmsi mwen pi gwo pase **Abriko**. Mwen genyen menm gwosè avèk yon jenn balon foutbòl, prèske menm jan avèk yon **Melon Frans**. Nan peyi Dayiti, yo rele mwen **Zabriko**.

Mwen kritkrit oswa genyen anpil dlo lè mwen nan bouch, sa depann nan ki nivo mwen mi. Mwen genyen yon po ki rèd epi ki genyen plizyè kouch youn sou lòt. Premye kouch la pwès oswa epè epi li fasil pou kale lè mwen mi. Dezyèm kouch la lejè epi mens. Tranche mwen epi bay bouch ou plezi avèk mwen kòm yon ti brase bouch apre lekòl.

Ou kapab jwenn mwen nan sezon ete avèk lotòn. Mwen genyen yon bon kantite fè, ki bon pou san ou.

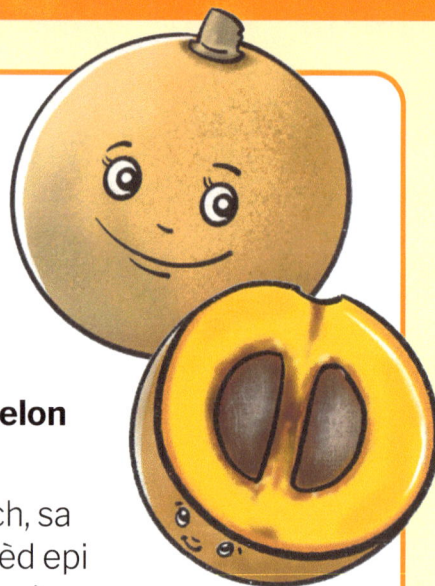

## Persimmon

Mwen se **Rèn Solèy Persimmon**, men ou mèt rele mwen **Persimmon**. Mwen fèt nan kontinan Azi men moun kapab jwenn mwen nan anpil peyi. Pyebwa mwen soti a pran jiska senk an anvan li donnen, apresa li kontinye donnen pandan plis pase dizan ankò, sa depann de klima kote mwen ye a.

Lè mwen pa mi, mwen kritkrit anba dan tankou yon pòm. Lè mwen mi, mwen mou, mwen dous, epi mwen djanm.

An jeneral, ou kapab jwenn mwen pandan sezon lotòn avèk sezon fredi. Mwen genyen anpil fib epi mwen genyen vitamin A avèk vitamin C. Mwen chaje avèk antioksidan, sa kapab diminye risk maladi, tankou kansè avèk kriz kadyak.

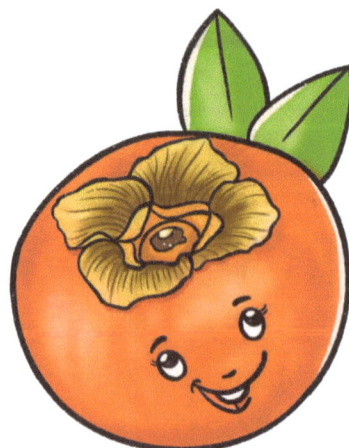

# Papay

Èske nou rankontre deja ? Yo rele mwen **Papay**. Mwen genyen yon fòm won nan lajè epi mwen long nan fòm yon balon ki genyen twòp van. Po mwen jòn lè mwen mi. Mwen dous epi mwen mou.

Tranche mwen epi manje mwen fre, oswa mete mwen nan blenndè pou ou fè yon ti ji byen gou.

Mwen grandi pandan tout ane a, men moun ap jwenn mwen sitou nan sezon ete avèk lotòn.

Mwen genyen anpil dlo avèk fib ki bon pou dijesyon. Mwen genyen anpil vitamin avèk antioksidan tou, sa ki kapab ede ou pwoteje kè ou avèk je ou yo.

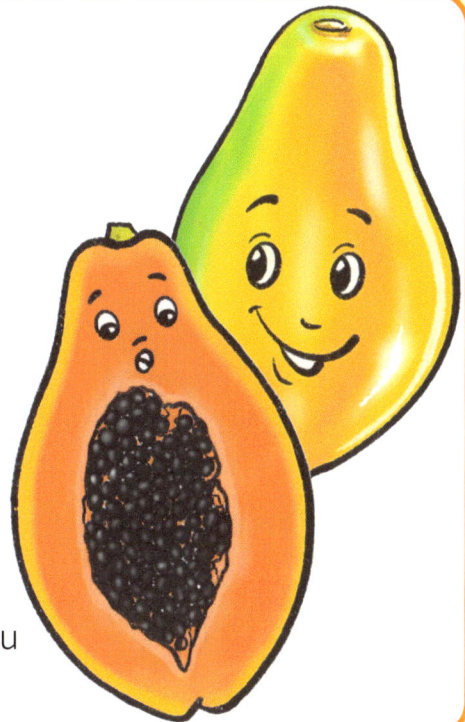

# Chadèk *

Moun yo rele mwen **Chadèk**, mwen menm jan avèk **Zoranj** men mwen pi gwo pase li. Mwen kapab dous oswa brak epi anmè. Mwen ti kras kritkrit anba dan epi mwen genyen anpil dlo. Anndan mwen kapab wouj, wòz, blan, oswa jòn. Manje mwen fre oswa prije mwen pou fè bon ti ji fre.

Mwen kapab la pandan tout ane a, men sa depann kote ou ap viv la.

Mwen genyen anpil vitamin C, ki kapab ede kò ou konbat viris ki kapab fè ou malad.

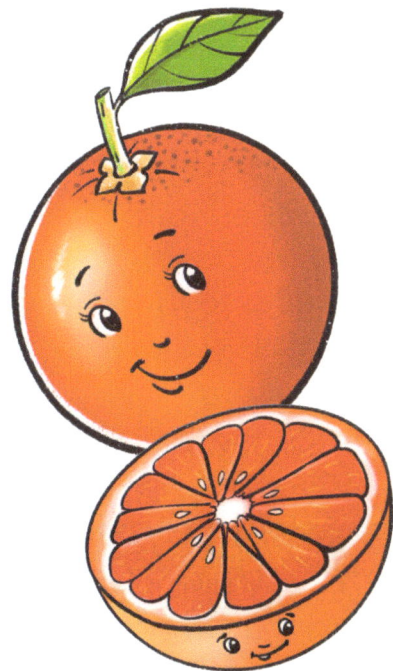

# Jòn avèk Jòn Abriko

## Zoranj *

Men mwen mesyedam ! **Zoranj** nan kay la ! Mwen byen kwè zanmi mwen **Chadèk** te di ou ki jan nou sanble, malgre mwen pi piti pase li. An jeneral, mwen menm gwosè avèk yon balon bezbòl. Mwen kapab parèt sou divès koulè, men mwen sitou wouj avèk jòn. Mwen kapab dous oswa si. Mwen genyen anpil ji. Ou kapab manje mwen fre oswa prije mwen pou fè ji fre.

Ou kapab jwenn mwen pandan tout ane a, men mwen disponib sitou pandan sezon livè.

Mwen genyen anpil vitamin C, fib avèk potasyòm, ki ede pwoteje kè ou.

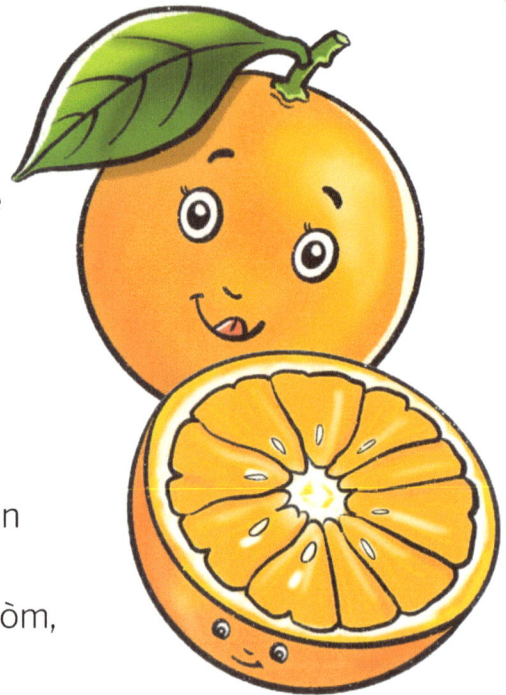

## Mandaren *

Yo konnen mwen sou non **Mandaren**. Mwen kapab djanm epi mou. Koulè mwen yo jòn, wouj oswa jòn abriko. Mwen soti nan menm fanmi avèk **Zoranj**, men mwen pi piti pase li. Mwen genyen anpil ji epi mwen dous tou. Kale mwen epi manje mwen tou fre, tranch pa tranch.

An jeneral, mwen disponib ant lotòn avèk prentan. Nan peyi Dayiti, mwen plis disponib nan mwa desanm, janvye avèk fevriye. Mwen genyen betakawotèn, ki ede kenbe sistèm defans kò ou avèk je ou yo an sante. Mwen genyen anpil vitamin C tou, ki kapab ede kò ou konbat viris ki kapab fè ou malad.

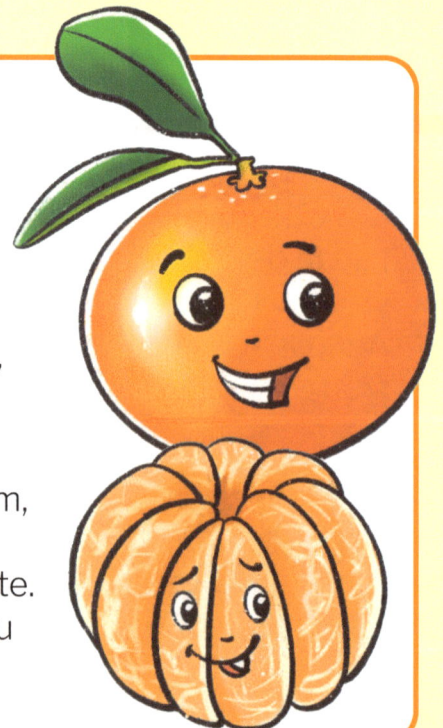

# Anana

Ou kapab rele mwen **Anana Twopikal**. Mwen genyen po kal epi cheve mwen vèt (ou pa kapab manje yo). Kèk moun rele cheve mwen yo kouwòn. Depi ou wè po mwen vin jòn, konnen mwen mi. Mwen kapab dous, brak avèk yon ti gou asid. Apre ou fin retire kouwòn mwen avèk po mwen, koupe mwen nan fòm wondèl oswa kare. Lage mwen nan blenndè a pou ou kapab fè yon ji pwès byen gou. Mwen pi dous nan sezon prentan avèk ete. Mwen genyen anzim ki kapab ede geri kote ki anfle epi soulaje doulè ou yo.

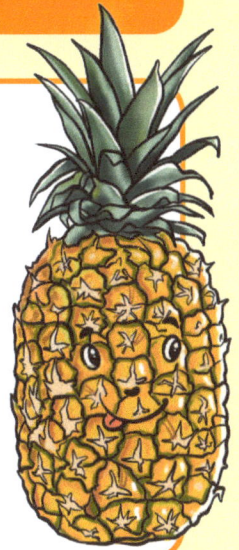

# Sitwon

Rele mwen **Sitwon**. Mwen twò si pou moun ta manje mwen konsa, mwen t ap fè ou fè vye min avèk po bouch ou ! Nan peyi tankou Kenya, sitwon yo vèt epi yo rele yo **Ndimu**, ki vle di gou si oswa gou asid nan lang Swahili. Mwen genyen yon kouzen yo rele **Sitwon** tou, li se pi bon zanmi mwen, men li menm li vèt epi mwen jòn.

Ou kapab prije mwen pou ou kapab fè bon ti limonad fre. Mwen kite moun jwenn mwen tout peryòd nan ane a, dapre kote ou rete a. Mwen genyen anpil vitamin C, ki kapab ede ou geri pi vit lè ou malad.

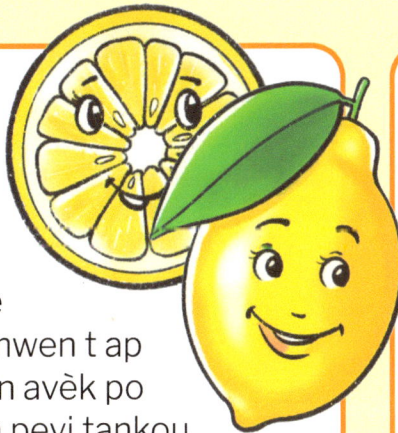

# Grenadya

Èske nou fè konesans deja ? Mwen se **Grenadya**. Premye kote yo te jwenn mwen se nan Lamerik Disid. Po mwen pafwa kapab parèt djanm oswa plise, epi mwen genyen anpil grenn andedan mwen. Depi ou wè po mwen plise anpil, se kapab yon siy pou di anndan mwen kòmanse seche. Mwen kapab dous oswa si. Bat sa ou jwenn anndan mwen an ansanm avèk grenn yo epi koule yo nan yon paswa pou ou fè yon bon ji grenadya ki bon nan bouch ! Mwen la pandan tout ane a nèt. Mwen genyen yon bon kantite vitamin, fib avèk antioksidan, ki kapab ede kenbe je ou yo avèk sistèm dijestif ou an sante.

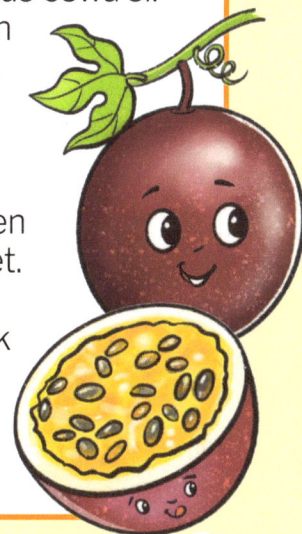

# Fwi koulè Vèt

## Pwa*

Mwen se **Pwa**, se sou non sa a yo rekonèt mwen. Jeneralman, mwen vèt, jòn, jòn pal, mawon e pafwa wouj. Nòmalman mwen yon ti jan djanm. Mwen kapab pike, dous, kritkrit, oswa genyen ti gou bè. Mwen renmen distrè mwen avèk zanmi mwen **Pòm**. Mwen renmen lè yo fè bon ti ji blennde avèk mwen oswa lè yo manje mwen pou kont mwen.

Mwen genyen yon bon kantite fib, ki kapab ede ou santi ou plen epi kenbe trip ou yo an sante.

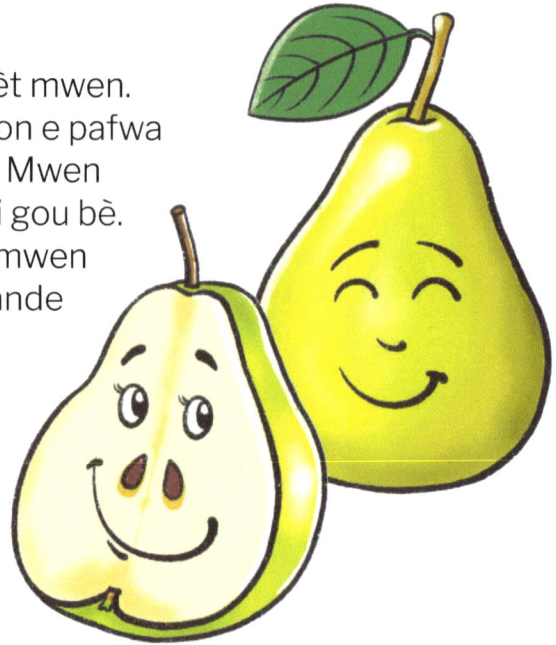

## Melon Myèl

Sa ki genyen la a ! Mwen rele **Melon Myèl**. Ou petèt deja kontre zanmi pwòch mwen an, **Melon Frans**. Lè mwen mi, mwen kapab mou, chaje likid epi mwen dous. Tranche mwen epi mete mwen nan yon asyèt bò kote **Melon Frans** pou yon ti desè ki ap bon pou lasante.

Mwen disponib pandan tout ane a, men mwen genyen pi bon gou pandan sezon ete avèk lotòn.

Mwen genyen yon bon kantite dlo avèk vitamin C, ki kapab ede ou mete likid nan kò a epi rete an sante.

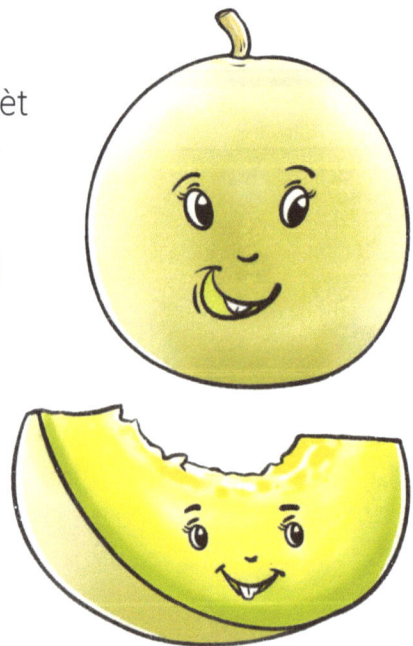

# Sitwon Vèt

Eeeeeyyyyyy, men **Sitwon Vèt** sou nou isit la !
Mwen vèt epi mwen pi piti pase **Sitwon** men mwen
genyen plis asid ki rann mwen pi si. Ou pa kapab
manje mwen, men ou kapab prije mwen pou fè bon
ti limonad fre. Yo prije mwen pou wouze tako avèk
lòt pla byen gou.

Mwen disponib tout ane a, sa depann nan
zòn ou ye a.

Mwen genyen antioksidan, ki kapab ede ou
pwoteje tèt ou kont kèk maladi.

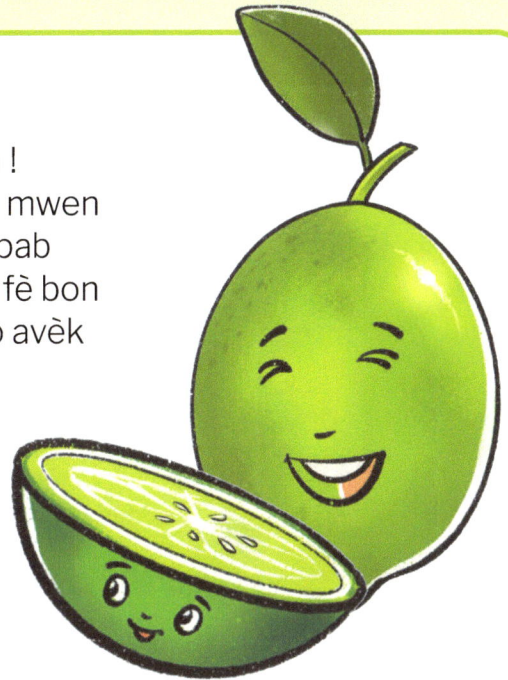

# Zaboka

Ou kapab byen sezi wè mwen isit la, men mwen pral
prezante tèt mwen kanmenm. Mwen se **Zaboka**
! Deyò mwen koulè vèt fonse epi andedan mwen
vèt klè. Lè mwen mi mwen kapab genyen gou bè
avèk krèm. Mwen genyen bon grès pou sante
moun. Tranche mwen, manje mwen fre, oswa layite
mwen sou pen griye ou pi renmen an. Mwen menm
mwen mete gou siplemantè nan salad ou oswa sou
Quesadilla ou pi renmen an. Ou kapab manje mwen
avèk prèske tout bon manje.

An jeneral, mwen disponib tout ane a, men sezon pik
mwen yo varye selon kote ou ap viv la.

Mwen genyen anpil grès ki bon pou lasante ak vitamin
E, ki bon pou memwa ou. Mwen bon tou pou kè ou.

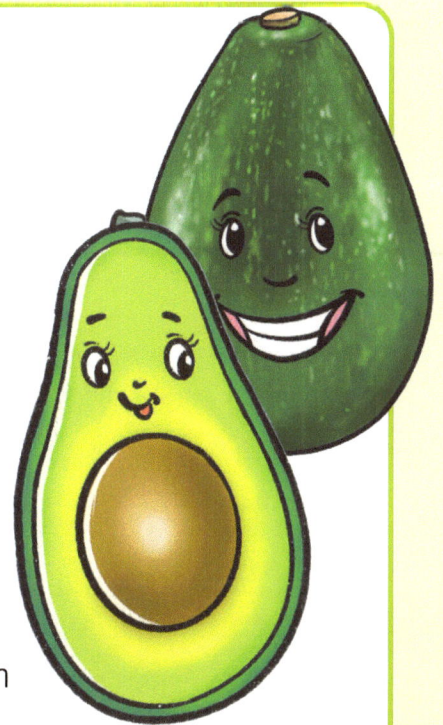

# koulè Vyolèt avèk koulè Ble

## Rezen *

Nou di bonjou wi la a ! Nou se **Rezen**, se nan grap ou ap jwenn nou nan plizyè koulè selon ras nou. Nou kapab vèt, wouj, koulè wouj vyolèt, nwa oswa wòz. Pafwa, nou kapab menm jòn. Nou kapab yon ti jan di, kritkrit avèk anpil ji epi nou dous. Nou kapab genyen grenn anndan nou, konsa tou nou kapab pa genyen.

Nou renmen sa anpil wi lè moun mete nou nan salad fwi yo.

Nou genyen anpil vitamin K, ki kapab ede kenbe zo ou yo avèk san ou an sante.

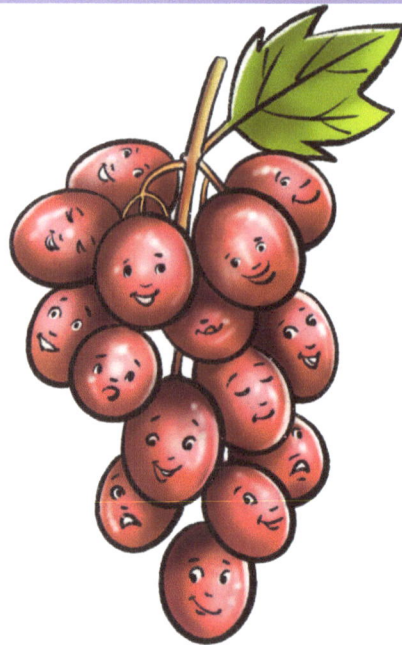

## Mi

Yo rele mwen **Mi**. Menm jan avèk **Franbwaz**, po mwen fèt avèk yon bann ti boul ki sanble ti gout dlo, ki kouvri chak ti grenn ki sanble vyann. Si mwen wouj, mwen poko mi ; men lè mwen mi, mwen wouj fonse, prèske nwa. **Franbwaz**, **Mitil** avèk **Frèz** se pi bon zanmi mwen yo ye. Mwen genyen anpil ji epi mwen kapab dous oswa ti kras si.

Ou kapab manje mwen konsa, tou fre lè mwen mi, oswa ou kapab lage mwen nan ji blennde. Mwen renmen distrè mwen tou nan sereyal avèk yogout. Mwen pote plis gou avèk koulè nan avwàn woule avèk farin avwàn dekoupe byen di.

Selon kote ou ye a, mwen toujou pi bon nan sezon ete avèk lotòn.

Mwen genyen anpil fib, vitamin C avèk E, bagay sa yo bon pou kè ou.

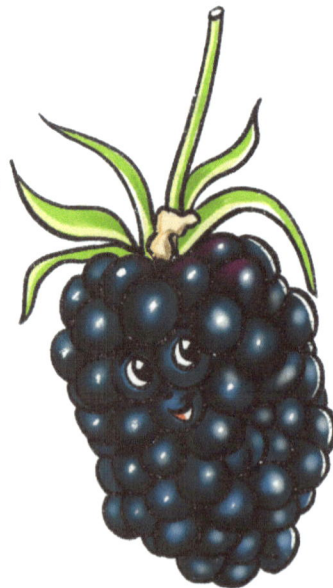

# Mitil

Moun yo rele mwen **Mitil**. Mwen ble. Mwen djanm epi po mwen lis. Mwen kapab dous oswa yon ti jan si. Mwen renmen flannen ansanm avèk **Franbwaz**, **Mi** epi **Frèz**.

Ou kapab manje mwen konsa, tou fre, oswa ou kapab mete m nan krèp ou yo, avwàn woule, farin avwàn dekoupe byen di, yogout avèk sereyal. Mwen kontan anpil lè mwen ap fè toubiyon nan ji blennde.

Mwen disponib pandan tout ane a, selon kote mwen ye a.

Mwen boure avèk vitamin K, ki kapab ede kenbe zo ou, san ou avèk kè ou an sante.

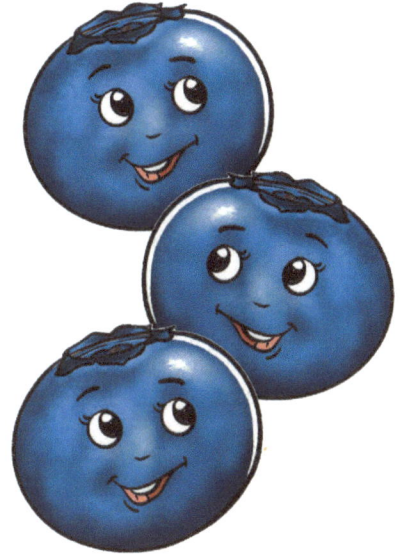

# Prin

Mwen rele **Prin**. Mwen kapab mou, dous, epi plen dlo lè mwen mi. Anndan mwen, mwen kapab jòn oswa wouj. Ou kapab manje mwen pou kont mwen lè mwen mi. Mete mwen nan bwat lekòl ou a epi manje mwen fre lè vant ou avèk bouch ou mande ou yon ti bagay.

Mwen konn la pandan tout ane a, men mwen plis sou je nan sezon ete.

Mwen se yon bon sous vitamin, mineral avèk antioksidan, ki kapab ede ou genyen plis vyann avèk venn ki pote san nan kò ou. Mwen bon tou pou je ou yo.

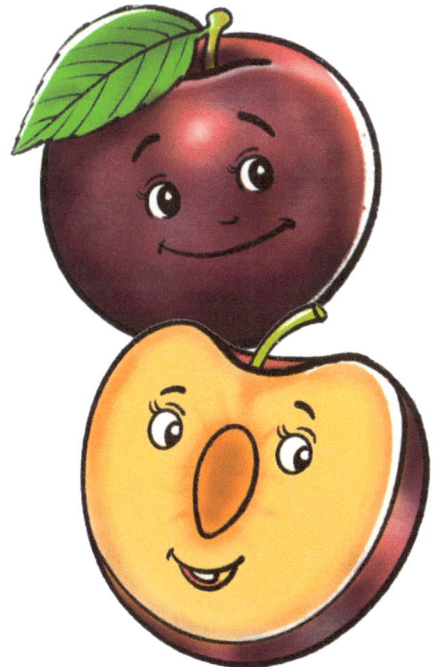

# Fwi koulè Wouj

## Pòm *

Mwen pran devan – Mwen se **Pòm**, kè fanmi nou an. Mwen kapab wouj, vèt, jòn, oswa wòz. Deyò mwen di. Yo konn ban mwen pote kèk non tankou *Golden Delicious* avèk *Pink Lady* nan lang Anglèz. Kraze mwen pou ou fè ti sòs pòm fre, oswa ou kapab tranche mwen tou epi mete yon ti kras manba sou tranch mwen yo pou ou jwenn yon ti brase bouch enteresan san danje lè ou soti lekòl.

Ou kapab jwenn mwen tout ane a. Selon sezon an, mwen kapab kritkrit, dous, yon ti jan si, oswa ou kapab jwenn mwen genyen likid. Mwen rich avèk fib epi antioksidan, ki kapab diminye risk pou ou ta devlope maladi tankou maladi kè.

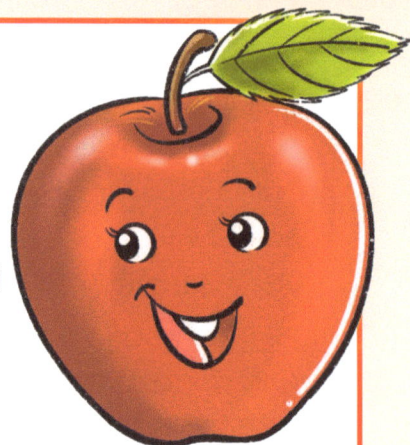

## Seriz

Ou kapab rele nou **Seriz** wi ! Nou vini sou divès koulè avèk gwosè, ou ap wè nou wouj pal, wouj vyolèt, epi pafwa jòn. Genyen plis pase mil varyete nan nou. Tanpri manje nou lè nou mi epi nou byen djanm. Nou kapab dous oswa asidite epi nou kapab chaje ji.

Lè nou dous, ou kapab manje nou fre. Annik pran yon ti zouti pou ou retire grenn nou yo. Lè nou si, ou kapab manje nou nan tat avèk konfiti. Yo konn genyen nou nan konsèv epi nou genyen bon gou lè yo layite nou sou pen antye griye. Lage nou nan yon blenndè epi koule nou nan paswa pou ou fè yon bon ti ji fre.

Ou kapab jwenn nou nan sezon ete avèk lotòn, men nou disponib tout ane nan divès kote sou latè.

Nou genyen yon bon kantite vitamin C, ki kapab ede ranfòse sistèm defans kò ou pou ou pa plede malad fasil.

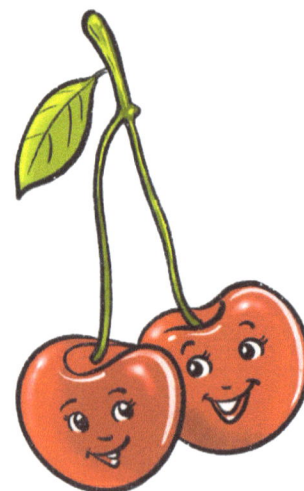

## Krannberi oswa Kannbèj

Kite mwen prezante tèt mwen : non mwen se **Krannberi**. Mwen grandi nan marekay. Ou ta kapab pa renmen manje mwen konsa, mwen si anpil.

Menm jan avèk **Seriz**, ou kapab lage mwen nan yon blenndè epi koule mwen nan paswa pou fè ji fre oswa mete mwen nan yon tat. Yo sèvi avèk mwen tou pou fè konfiti pou kodenn nan sezon fèt Aksyondegras (Thanksgiving) Etazini.

An jeneral, mwen pare pou rekòlte nan sezon lotòn.

Mwen rich avèk antioksidan epi vitamin E. Yo plis konnen mwen nan wòl mwen jwe pou ede kenbe aparèy ki fè ou pise a an sante, pou ou pa genyen pwoblèm pou pipi !

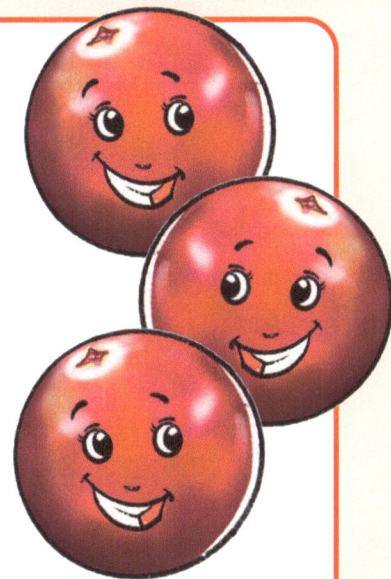

## Grenad

Èske nou te kontre deja ? Mwen se **Rèn Grenad**. Ou renmen bèl kouwòn mwen an ? Mwen genyen yon pil ti grenn wouj klè anndan mwen ki rele **aril**. Mwen kapab gwosè yon ti balon bezbòl.

Mwen yon ti jan kritkrit lè ou mòde mwen epi grenn mwen yo boure avèk ji. Mwen kapab dous epi si. Pou manje mwen, ou dwe pete grenn aril mwen yo anba dan ou pou yo lage ji mwen ki nan yo a. Lè sa a, ou kapab krache grenn yo jete deyò oswa vale yo. Ou kapab blennde grenn mwen yo, epi koule yo nan paswa pou ou fè bon ji fre oswa melanje ji sa a avèk lòt ji, tankou bon ti ji zoranj fre.

Mwen disponib sitou nan sezon lotòn. Mwen chaje avèk antioksidan, epi mwen kapab jwe yon wòl nan pwoteje selil ou yo, ki kapab ede anpeche yon seri maladi.

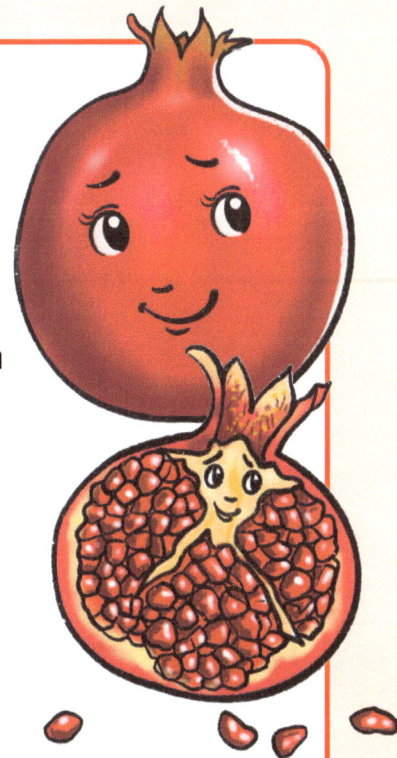

# Fwi koulè Wouj

## Franbwaz

Yo rele mwen **Franbwaz**. Po mwen fèt avèk yon seri ti boul ki sanble gout dlo, yo kouvri avèk yon ti grenn ki sanble vyann. Mwen menm jan avèk **Mi**, men mwen pi frajil. Jeneralman, mwen toujou distrè mwen avèk **Mi**, **Mitil** epi **Frèz**.

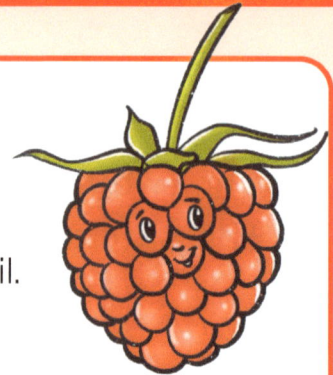

Mwen dous epi si. Ou kapab manje mwen konsa oswa mete mwen nan sereyal, oubyen tat ki fèt avèk farin antye, yogout epi ji blennde. Mwen kapab mete gou avèk koulè tou nan farin avwàn woule oswa dekoupe byen di. Mwen chaje avèk fib, ki kapab kenbe trip ou an sante. Mwen genyen anpil vitamin C, ki kapab diminye kantite tan grip kapab fè sou ou.

## Frèz

Ey ou menm ! Mwen rele **Frèz**. Ou te petèt deja fè konesans avèk zanmi mwen yo **Franbwaz**, **Mi** epi **Mitil**. Mwen toujou djanm epi mwen dous. Si mwen vin twò mou, jis lage mwen nan yon bòl dlo glase pou mwen pran yon beny pandan kèk minit. Pou yon ti bat bouch byen gou, vide yon ti krèm bò kote mwen. Mwen renmen parèt tèt mwen nan sereyal, avwàn woule, farin avwàn dekoupe, yogout, oswa krèp ki fèt avèk farin antye. Mete mwen nan ji blennde ou a pou plis gou avèk koulè. Mwen genyen anpil vitamin C epi mwen genyen lòt antioksidan, ki bon pou sistèm defans kò ou.

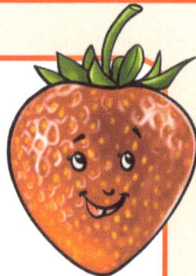

## Dragon Fruit nan lang Anglèz / Fruit du dragon nan lang Fransè*

Mwen pa konnen poukisa yo rele mwen konsa non paske mwen pa sanble yon dragon. Genyen moun ki rele mwen Pitaya nan lang panyòl. Mwen kapab koulè wouj oswa jòn. Mwen popilè anpil nan zòn Amerik Santral avèk Lamerik Disid, menmsi moun kapab jwenn mwen anpil lòt kote sou latè. Mwen plen avèk krèm blan oswa wouj avèk ti grenn nwa anndan mwen. Mwen kritkrit anba dan epi mwen dous. Mwen rich avèk antioksidan, fib avèk prebyotik, pou nouri bon bakteri ki nan trip ou yo.

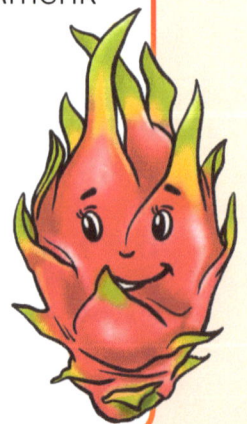

# Melon

Rele mwen **Melon**. Ou deja rankontre zanmi mwen yo **Melon Frans** avèk **Melon Myèl**. Mwen genyen plis pase 90% dlo, kidonk ou lib pou ou manje mwen lè ou swaf dlo. Mwen kapab kritkrit, chaje dlo epi mwen dous. Ou ap jwenn mwen sitou pandan fen mwa me pou rive nan kòmansman sezon lotòn, men mwen nan pi bon fòm mwen pandan sezon chalè a. Mwen chaje sitrilin, ki kapab fè san sikile pi byen nan tout kò ou.

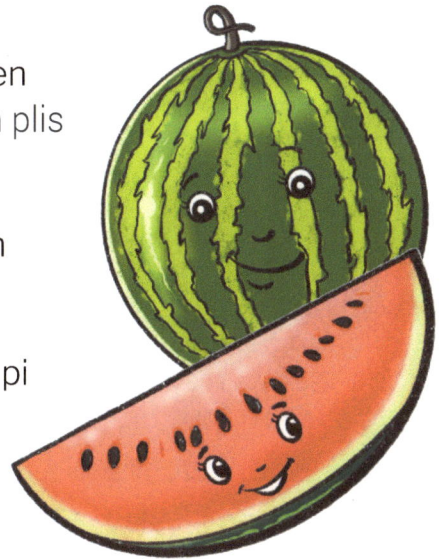

# Tomat

Si ou te sezi wè **Zaboka**, ou kapab mande tèt ou poukisa mwen isit la, men mwen se yon fwi tout bon. Non mwen se **Tomat**. Mwen kapab di, mou, epi chaje ji. Genyen moun ki di mwen soti nan Lamerik Disid, men ou ka jwenn mwen nenpòt kote jounen jodi a. Mwen kapab genyen divès fòm, mwen kapab won epi mwen kapab gwosè ti rezen. Mwen kapab dous epi si. Tranche mwen epi mete mwen nan sandwich ou pi renmen an. Ou kapab mete mwen nan ze fri tou pou manje maten.

Mwen disponib tout lè nan ane a.

Mwen genyen anpil vitamin C avèk lòt eleman pou nouri kò, ki kapab kenbe po ou bèl. Mwen bon tou pou kè ou avèk je ou yo.

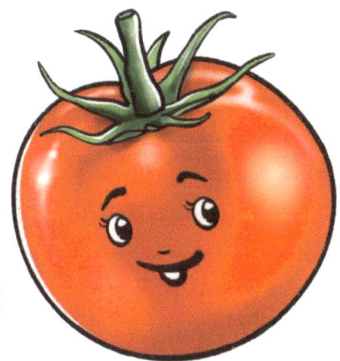

# Fwi koulè Blan

## Fig

Hey, moun isit la ! Non mwen se **Fig**. Mwen wo epi mwen seksi. Mwen genyen fòm yon lalin ki nan premye katye li. Po mwen kapab vèt oswa jòn. Pafwa, lè mwen twò mi, pwen tankou tach nwa oswa mawon parèt sou po mwen, men ou kapab manje mwen.

Mwen dous epi mwen mou. Mwen renmen parèt nan farin avwàn, sereyal, epi ji blennde. Tranche mwen epi mete mwen nan pen griye avèk manba natirèl ou yo.

Mwen disponib tout ane a.

Mwen genyen anpil fib, ki kapab ede ou dijere manje. Mwen genyen vitamin C avèk A, sa ki kapab ede kenbe po ou bèl.

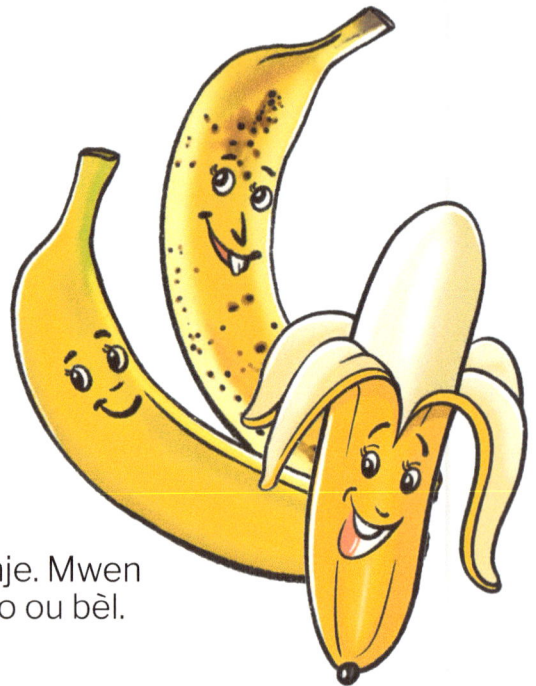

## Kachiman kanèl

Mwen pa kwè nou te gentan kontre, non ! Mwen se **Kachiman Kanèl**. Mwen soti nan Amerik Santral avèk Karayib la. Mwen soti nan menm fanmi avèk **Kowosòl** ak **Kachiman Kè Bèf**, men po mwen boulboul pandan po **Kowosòl** pikan pikan.

Vyann mwen blan epi li plen krèm, men mwen yon ti kras grennen. Fann mwen epi retire tout grenn mwen yo anvan ou manje mwen konsa oswa lage mwen nan yon blenndè avèk lèt epi glas pou fè yon bon ji byen gou. Konsève mwen nan frizè pou yon krèm byen gou. Mwen disponib sitou ant sezon ete avèk sezon fredi. Mwen genyen vitamin B6, ki bon pou sèvo ou, nè ou yo avèk selil san ou yo epi ki kapab kenbe ou nan yon bon atitid.

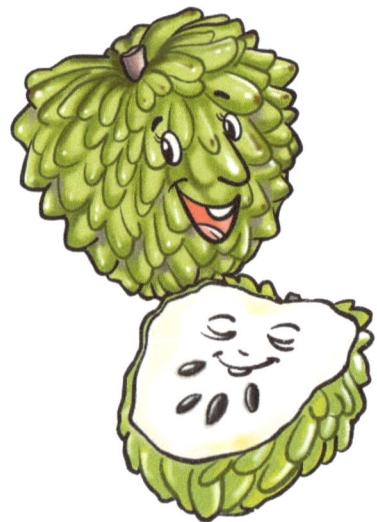

# Kowosòl

Èske nou kontre deja ? Mwen se **Kowosòl Po Pikan**, men mwen p ap pike men ou. Mwen renmen distrè mwen ansanm avèk **Kachiman Kanèl** ak **Kachiman Kè Bèf**. Mwen se yon natif natal nan rejyon twopikal tankou Amerik Santral avèk Karayib la.

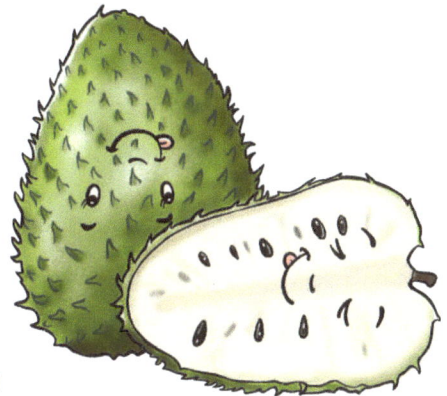

Mwen genyen yon vyann blan plen krèm marinen avèk yon sant fò. Mwen dous lè mwen mi. Ou kapab manje mwen konsa oswa blennde vyann mwen avèk lèt pou fè yon bon ji glase byen gou. Tankou **Kachiman Kanèl**, ou kapab mete ji mwen an nan frizè pou mwen tounen yon krèm byen gou.

Chache mwen nan makèt yo oswa nan mache kote yo vann bagay ki soti nan jaden, ant sezon prentan avèk lotòn. Mwen genyen anpil vitamin C, ki kapab ede ranfòse sistèm defans ou, kidonk pou ou pase mwens tan malad.

# Kachiman Kè Bèf

Ey, mwen se **Manzè Kachiman Kè Bèf**. Ou te rankontre fanmi pwòch mwen yo, **Kowosòl** avèk **Kachiman Kanèl**. Mwen soti nan Lamerik Disid. Po mwen lis sou deyò, epi mwen genyen yon vyann blan chaje krèm andedan. Louvri mwen, manje vyann mwen konsa, oswa retire grenn mwen yo epi lage mwen nan blenndè avèk lèt pou fè yon bon ji byen gou. Mete ji a nan frizè pou li tounen yon krèm glase byen gou.

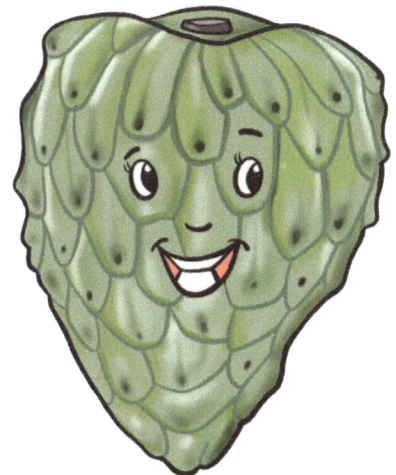

Mwen disponib soti nan fen sezon lotòn jis nan fen sezon prentan. Mwen chaje avèk antioksidan, ki ede konbat viris ki antre nan kò ou, pou ou kapab rete an sante.

# Fwi koulè Blan

## Gwayav *

Mwen vle prezante tèt mwen ! Non mwen se **Gwayav**. Mwen se natif natal zòn twopikal Amerik yo. Mwen kapab blan oswa wòz. Mwen kapab dous, si, grennen, epi kritkrit. Manje mwen fre oswa blennde mwen avèk yon ti lèt pou fè yon ti ji byen gou.

Ou kapab jwenn mwen tout ane a. Mwen genyen anpil vitamin C, fib avèk lòt antioksidan ki kapab amelyore sistèm defans ou, kidonk ou p ap malad souvan.

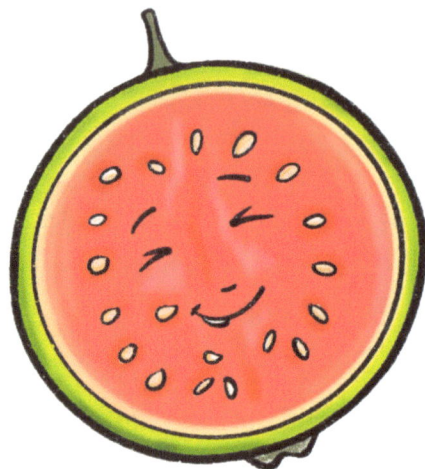

## Kiwi *

Mwen rele **Kiwi**, men ou kapab rele mwen **Kiwi avèk Plim** paske po mwen chaje plim. Mwen yon ti kras pi gwo pase yon boul gòlf. Mwen soti lwen wi, jis Lachin. Mwen kapab mou, dous avèk si. Manje mwen fre oswa mete mwen nan ji blennde ou pi renmen yo.

Ou kapab jwenn mwen prèske tout ane a, selon kote ou ap viv la. Mwen genyen anpil vitamin C avèk E. Mwen ede ou kenbe trip ou an sante.

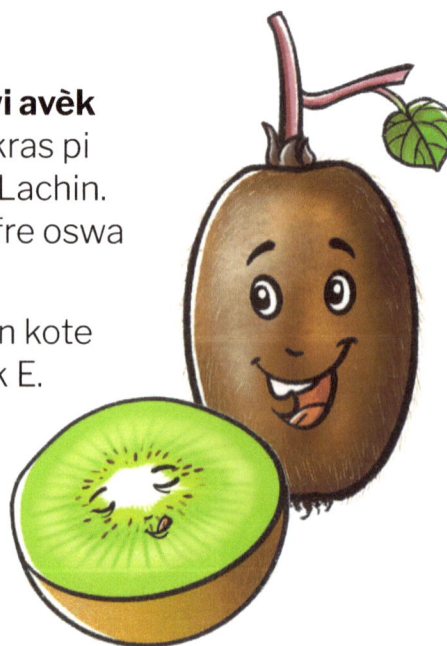

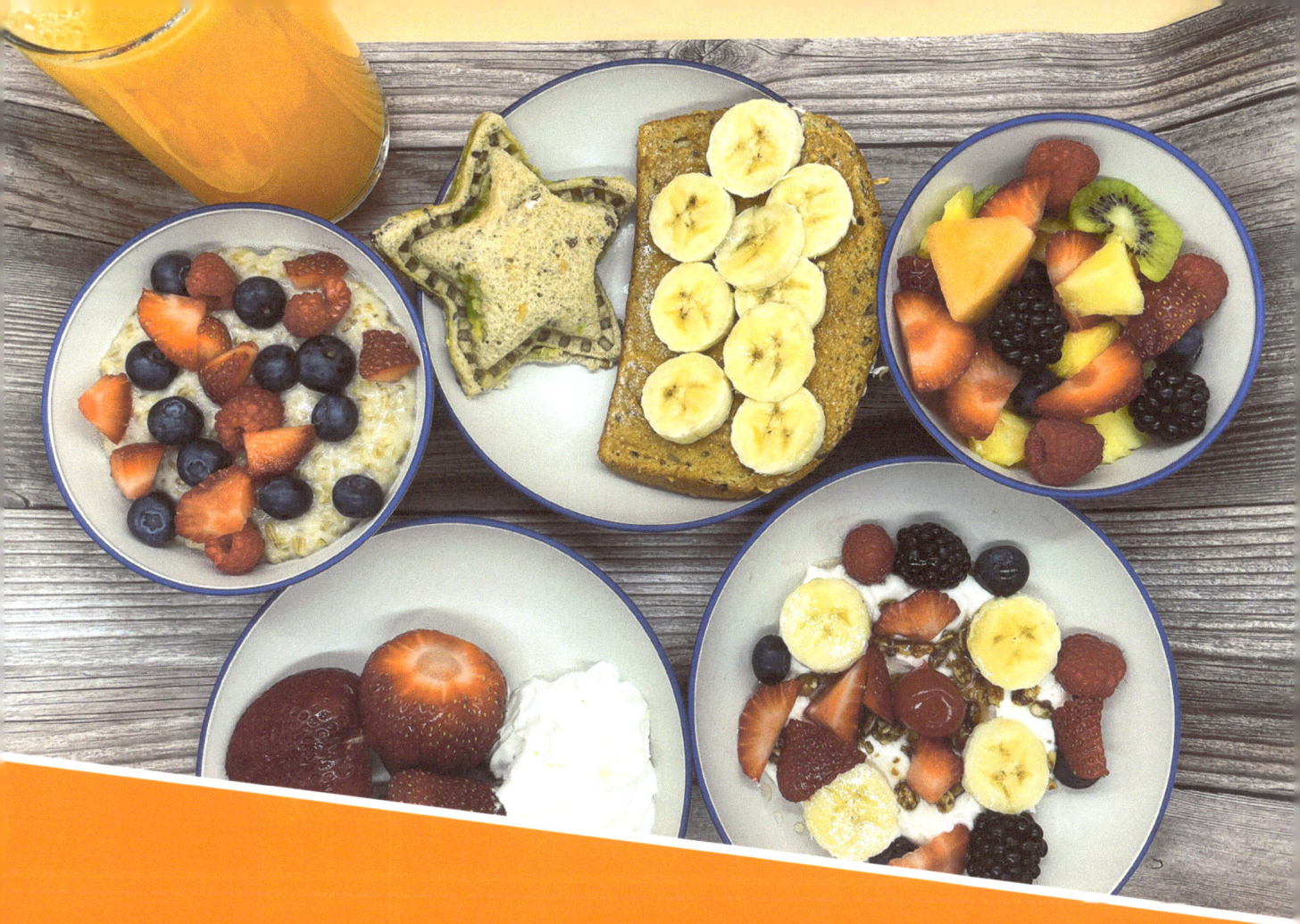

# RESÈT

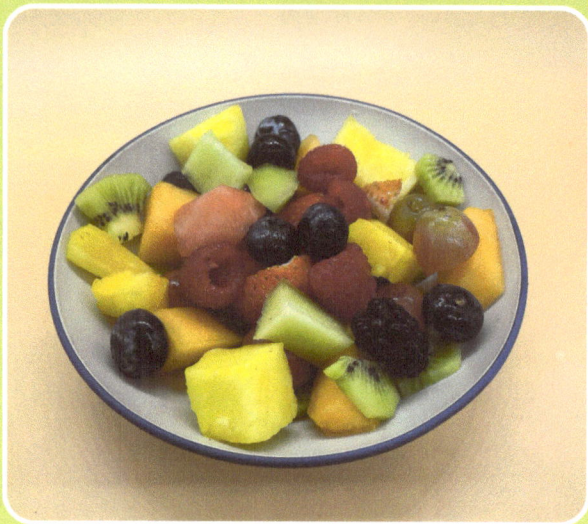

# Salad Fwi

Pou 1 moun

---

Tan pou Preparasyon : 8 minit

Tan pou Resèt la Kuit : 0 minit

Tan Total : 8 minit

## Engredyan

- 3 ons melon frans
- 3 ons melon
- 3 ons melon myèl
- 2 ons anana
- 1 ons kiwi
- 1 ons rezen (apeprè 4 rezen)
- 1 ons frèz (1 oswa 2 frèz)
- 1 ons mitil (apeprè 7 mitil)

- 1 ons mi (apeprè 4 mi)
- 1 ons franbwaz (apeprè 7 franbwaz)
- ⅛ ti kiyè ji sitwon prije fre (si ou vle)

## Enstriksyon

1. Kale epi koupe melon frans, melon myèl, melon, anana avèk kiwi a an ti kare. Mete yo nan yon bòl mwayen.

2. Lave epi koupe rezen avèk frèz yo, epi mete yo nan bòl la.

3. Lave mitil, mi avèk franbwaz yo, epi mete yo nan bòl la.

4. Itilize li menm moman an oswa kouvri li epi mete li nan frijidè. Si ou ap mete salad la nan frijidè pou plis pase 1 èdtan, mete ji sitwon ladan li pou kenbe li fre. Li pi bon pou ou koupe frèz yo egzakteman anvan yo sèvi salad fwi a.

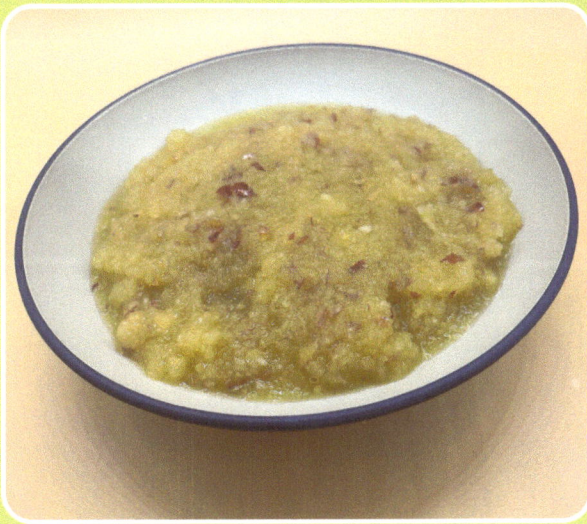

# Sòs Pòm

Pou 1 moun

---

Tan pou Preparasyon : 7 minit

Tan pou Resèt la Kuit : 0 minit

Tan Total : 7 minit

## Engredyan

- 9 ons pòm (yon pòm)
- Ti pense kanèl (si ou vle)

## Enstriksyon

1. Lave pòm nan epi koupe li an ti mwayèn moso, retire kè a, tij la avèk grenn yo.

2. Mete moso pòm yo nan yon blenndè wobo. Melanje yo pou omwen 5 minit jiskaske tout boul yo disparèt. Kanpe blenndè a detanzantan epi netwaye sou kote blenndè a avèk yon espatil.

3. Vide melanj lan nan yon bòl, simen ti kanèl sou tèt li, si ou ap itilize li, epi sèvi li bay moun yo.

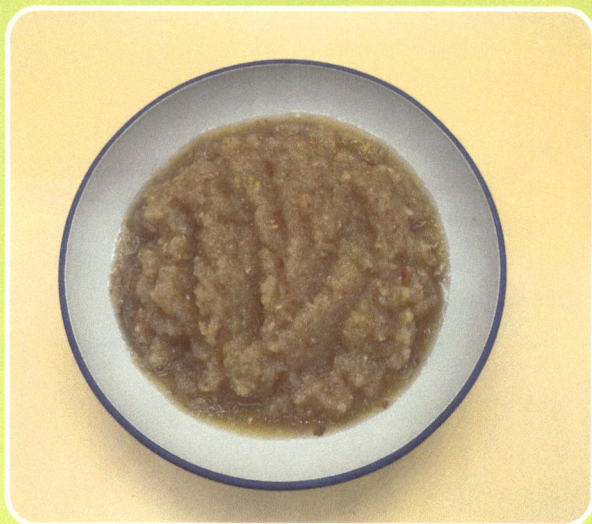

# Sòs Pòm avèk Franbwaz

Pou 1 moun

Tan pou Preparasyon : 8 minit

Tan pou Resèt la Kuit : 0 minit

Tan Total : 8 minit

## Engredyan

- 9 ons pòm (yon pòm)
- ½ ons franbwaz (apeprè 4 franbwaz)
- Pense kanèl (si ou vle)

## Enstriksyon

1. Lave pòm nan epi koupe li an ti mwayèn moso, retire kè a, tij avèk grenn yo.

2. Mete tranch pòm yo nan yon blenndè wobo. Melanje yo pou omwen pandan 5 minit jiskaske tout boul yo disparèt. Kanpe blenndè a detanzantan epi netwaye sou kote blenndè a avèk yon espatil. Lave epi seche franbwaz yo, epi mete yo nan blenndè a. Melanje yo pandan 30 segond.

3. Vide melanj lan nan yon bòl, simen ti kanèl sou tèt li, si ou ap itilize li, epi sèvi li bay moun yo.

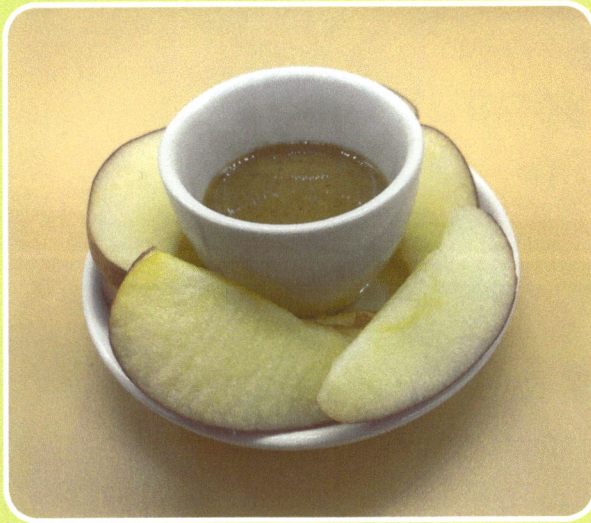

# Pòm avèk Manba

Pou 1 moun

Tan pou Preparasyon : 5 minit

Tan pou Resèt la Kuit : 0 minit

Tan Total : 5 minit

## Engredyan

- 7 ons pòm (yon pòm)
- 1½ gwo kiyè manba

## Enstriksyon

1. Lave pòm nan.
2. Tranche pòm nan, retire tij la, kè a avèk grenn yo. Mete tranch yo nan yon asyèt.
3. Vide manba a nan yon ti bòl epi tranpe tranch pòm yo ladan li.

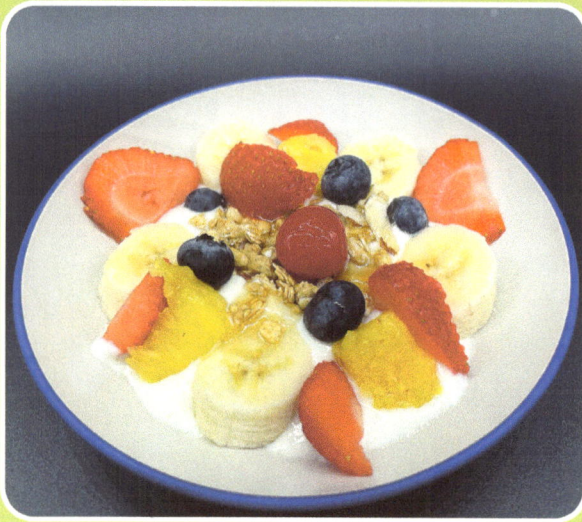

# Yogout avèk Fwi

Pou 1 moun

---

Tan pou Preparasyon : 10 minit

Tan pou Resèt la Kuit : 0 minit

Tan Total : 10 minit

## Engredyan

- 1 ons frèz (apeprè 2 frèz), tranche
- ½ ons mitil (apeprè 6 mitil)
- 1 ons anana, koupe
- 1½ ons fig (apeprè mwatye yon grenn fig), tranche
- ⅓ tas yogout grèk

- 2 gwo kiyè granola
- ½ gwo kiyè siwo myèl
- 1 seriz sikre nan bokal konsèv oswa 1 seriz fre lave

## Enstriksyon

1. Lave frèz avèk mitil yo. Mete yo nan yon bòl avèk anana a epi fig la.
2. Melanje fwi yo ansanm epi mete yo sou kote.
3. Mete yogout grèk la nan yon ti bòl.
4. Vide granola a avèk fwi yo sou yogout la.
5. Simen siwo myèl sou li epi mete yon seriz sou tèt li.

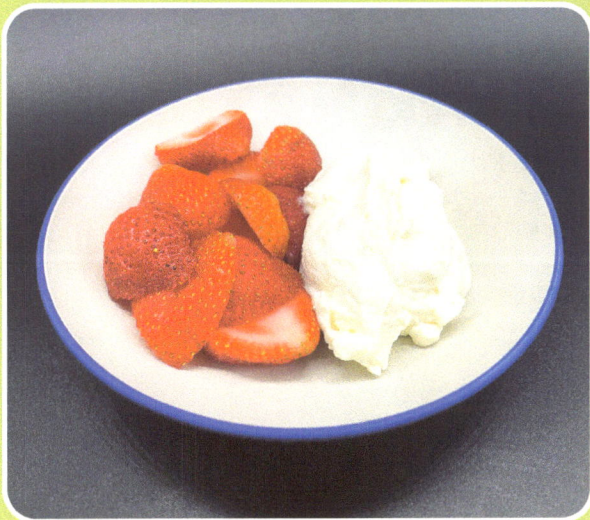

# Frèz avèk krèm Fwete

Pou 1 moun

Tan pou Preparasyon : 5 minit
Tan pou Resèt la Kuit : 0 minit
Tan Total : 5 minit

## Engredyan

- 10 ons frèz

## Enstriksyon

1. Lave frèz yo, netwaye yo – retire tout fèy vèt yo, epi koupe yo an de.

2. Mete frèz yo nan yon bòl oswa yon asyèt.

## Pou krèm fwete a :

### Engredyan

- ½ tas gwo krèm frèch
- 2 ti kiyè sik an poud
- ¼ ti kiyè esans vaniy

### Enstriksyon

1. Mete gwo krèm fwete a, sik an poud la avèk esans vaniy lan nan yon bòl ki kapab fè melanj lan. Melanje yo avèk yon batez elektrik sou vitès mwayèn avèk gwo vitès pandan pandan 5 minit oswa jiskaske melanj lan vin epè epi gonfle.

2. Kite krèm fwete a poze pou omwen 30 minit nan frizè a.

3. Itilize yon kiyè epi vide krèm fwete a akote frèz ki koupe yo.

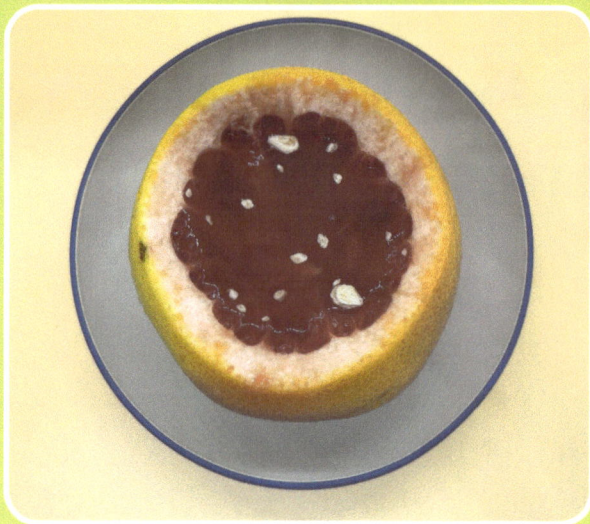

# Chadèk avèk Sik

Pou 1 moun

---

Tan pou Preparasyon : 5 minit

Tan pou Resèt la Kuit : 0 minit

Tan Total : 5 minit

## Engredyan

- 14 ons chadèk (yon chadèk)
- 1 ti kiyè sik (si ou vle)

## Enstriksyon

1. Lave chadèk la.

2. Koupe tèt la, retire kè a avèk yon kouto ki genyen pwent file epi vide sik anndan li anvan ou manje.

3. Sèvi avèk yon kiyè pou grate anndan chadèk la pou ou kapab pran ji a.

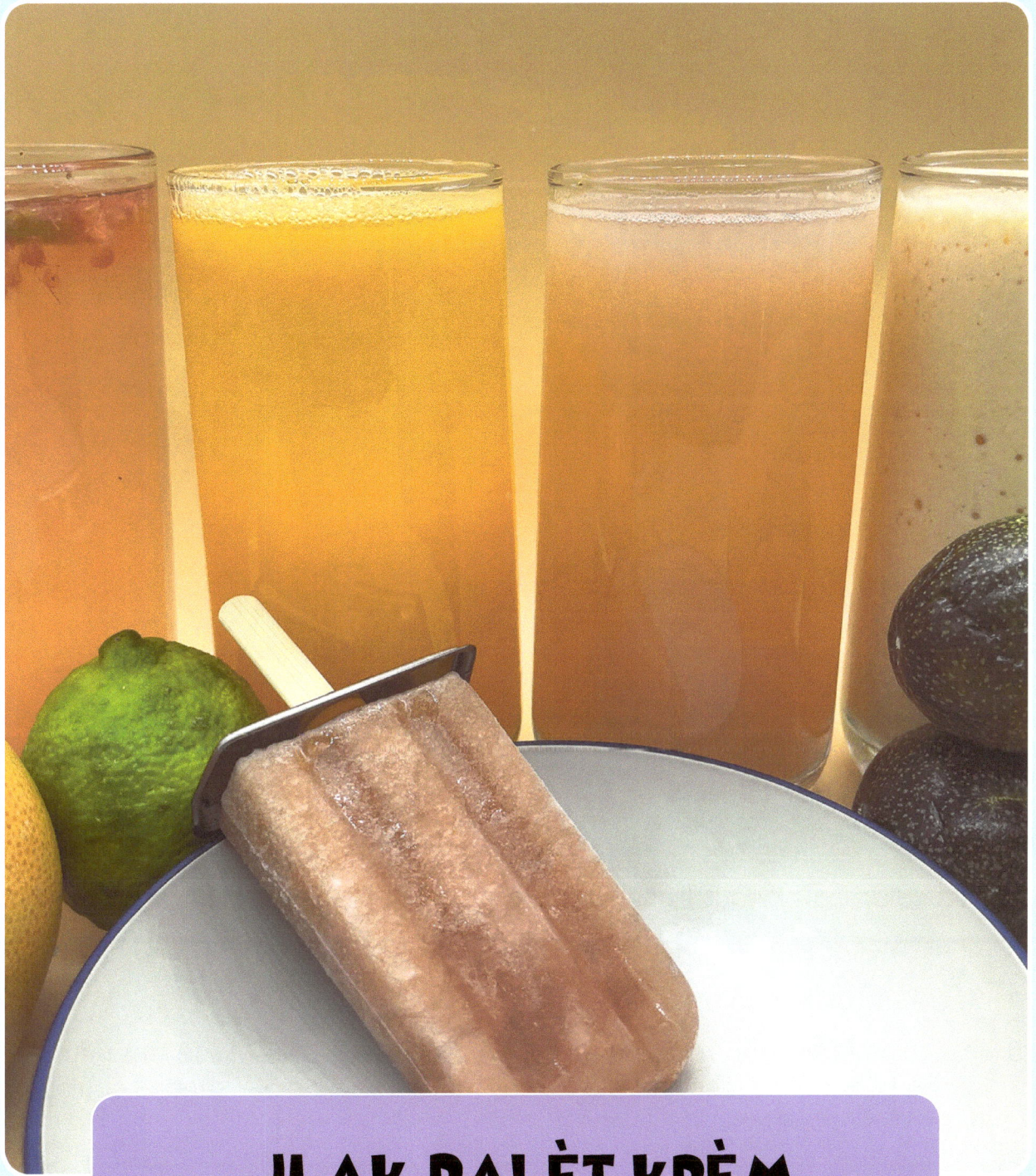

JI AK PALÈT KRÈM

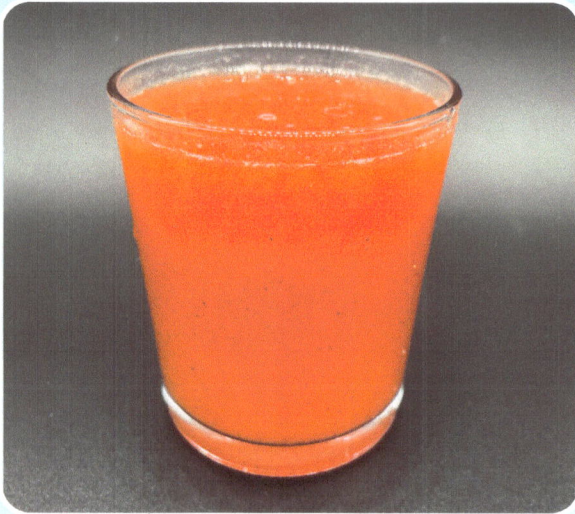

# Ji krannberi

Pou 2 moun oswa 6 palèt

---

Tan pou Preparasyon : 5 minit

Tan pou Resèt la Kuit : 0 minit

Tan Total : 5 minit

## Engredyan

- 1 tas krannberi fre
- 2 tas dlo
- 2 gwo kiyè sik

## Enstriksyon

1. Lave krannberi yo epi mete yo nan yon blenndè.

2. Mete dlo a epi blennde li pandan 1-2 minit.

3. Koule melanj seriz la nan paswa epi mete sik la, brase li jiskaske sik la fonn.

4. Sèvi li sou plas oswa konsève li pou pita.

5. Pou fè palèt krèm yo, mete ji a nan yon moul an asye epi kite li fè glas pou omwen 6 zèdtan. Vide yon ti dlo fre sou moul la pandan 5-7 segond pou ou kapab retire palèt yo.

6. Pou fè ji pòm-krannberi, melanje li avèk ji pòm.

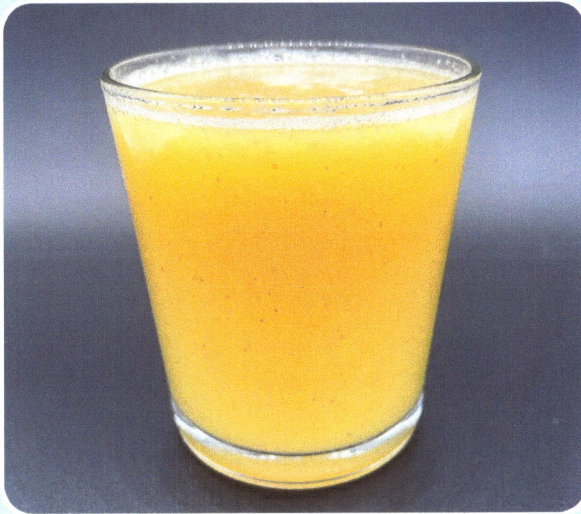

## Ji Pòm

Pou 2 moun

Tan pou Preparasyon : 10 minit
Tan pou Resèt la Kuit : 0 minit
Tan Total : 10 minit

## Engredyan

- 1 liv 3 ons pòm (2 pòm)
- 2 tas dlo
- 1 gwo kiyè sik

## Enstriksyon

1. Lave pòm yo epi koupe yo an mwatye, retire tij yo, kè yo avèk grenn yo.
2. Mete pòm yo nan yon blenndè.
3. Mete dlo a avèk sik la epi blennde yo pandan 1-2 minit.
4. Koule melanj pòm yo epi sèvi li sou plas, oswa mete li poze nan frijidè epi sèvi li pita.
5. Pou fè ji pòm-krannberi, melanje li avèk ji krannberi.

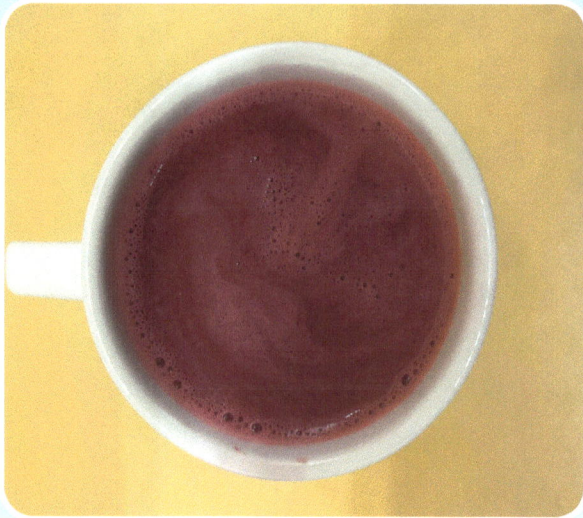

# Ji Grenad

Pou 2 moun

Tan pou Preparasyon : 20 minit
Tan pou Resèt la Kuit : 0 minit
Tan Total : 20 minit

## Engredyan

- 1 liv grenad (1-2 grenad)

## Enstriksyon

1. Lave grenad yo, fann yo epi koupe yo.
2. Avèk anpil prekosyon, retire tout grenn grenad yo epi mete yo nan yon bòl.
3. Vide grenn grenad yo nan yon blenndè epi blennde yo pandan 15 segond.
4. Koule melanj lan pou separe ji a avèk ma grenn yo, epi sèvi ji a.

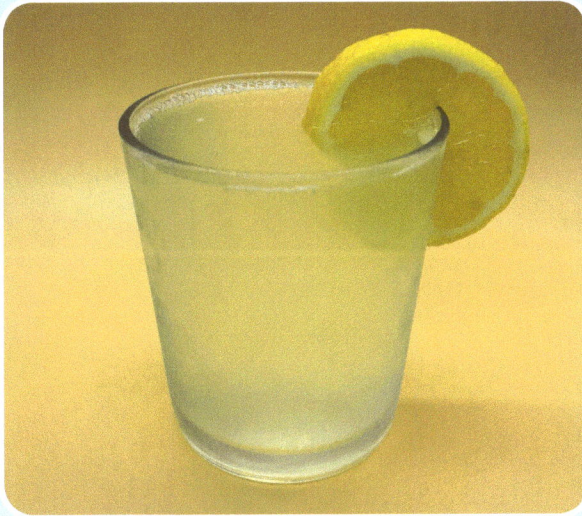

# Limonad

Pou 1 moun

Tan pou Preparasyon : 10 minit
Tan pou Resèt la Kuit : 0 minit
Tan Total : 10 minit

## Engredyan

- 1 tas dlo
- 3 gwo kiyè sik
- 1 tas kib glas

- 5 ons sitwon (apeprè 1 sitwon)
- ¼ ti kiyè esans ekstrè zanmann Noyau

## Enstriksyon

1. Mete dlo a avèk sik la nan yon bòl mwayèn epi brase li jiskaske sik la fonn. Mete plis sik, si ou vle.

2. Mete kib glas yo epi brase li jiskaske dlo sikre a glase.

3. Mete yon paswa sou bòl la.

4. Lave sitwon an epi koupe li an mwatye. Prije bò sitwon yo avèk yon près sitwon sou paswa a pou li kenbe grenn sitwon yo.

5. Mete esans ekstrè zanmann nan epi brase li.

6. Sèvi li sou plas oswa mete li nan frijidè pou pita.

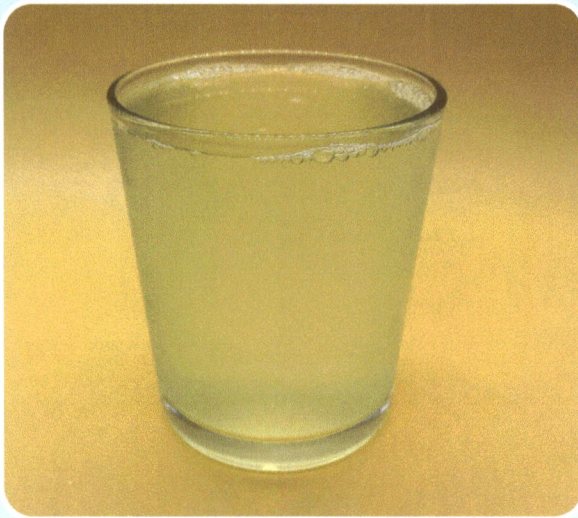

# Limonad

Pou 2 moun

Tan pou Preparasyon : 10 minit
Tan pou Resèt la Kuit : 0 minit
Tan Total : 10 minit

## Engredyan

- 2 tas dlo
- ½ tas sik
- 1 tas kib glas
- 6 ons sitwon vèt (apeprè 2 sitwon)
- ¼ ti kiyè esans ekstrè zanmann Noyau

## Enstriksyon

1. Mete dlo a avèk sik la nan yon bòl mwayèn epi brase li jiskaske sik la fonn.
2. Mete kib glas yo epi brase li.
3. Mete yon paswa sou bòl la.
4. Lave sitwon yo epi koupe yo an mwatye. Prije bò sitwon yo avèk yon près sitwon sou paswa a pou li kapab kenbe grenn sitwon yo.
5. Mete ekstrè esans zanmann nan epi brase li.
6. Sèvi li sou plas oswa mete li nan frijidè pou sèvi li pita.

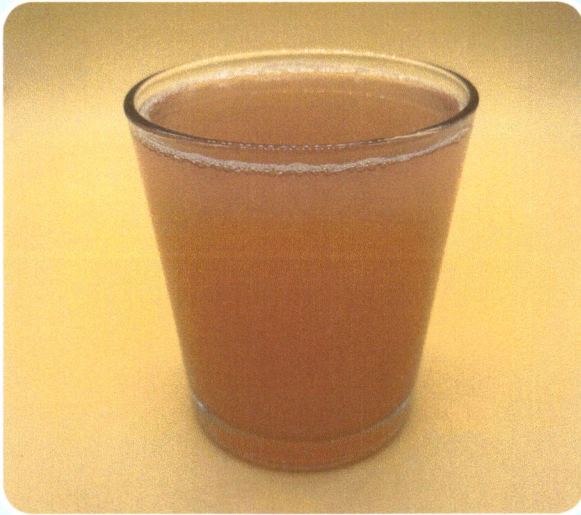

# Ji Chadèk

Pou 2 moun oswa 6 palèt

Tan pou Preparasyon : 7 minit
Tan pou Resèt la Kuit : 0 minit
Tan Total : 7 minit

## Engredyan

- 1 liv 12 ons chadèk (apeprè 2 chadèk)
- 1 tas dlo
- 2 gwo kiyè sik

- ¼ ti kiyè ekstrè zanmann Noyau
- 7-10 kib glas

## Enstriksyon

1. Lave chadèk yo epi koupe yo an mwatye.

2. Prije chadèk yo avèk yon près elektrik pou pran ji a.

3. Mete dlo a epi koule li nan paswa si ou pa vle vyann chadèk la.

4. Mete sik la avèk ekstrè zanmann nan.

5. Sèvi li avèk glas oswa mete li nan frijidè epi sèvi li pita.

6. Pou fè palèt yo, vide ji a nan moul asye palèt yo epi mete li nan frizè pou 6 zèdtan. Vide yon ti dlo fre sou moul la pandan 5-7 segond pou ou kapab retire palèt yo.

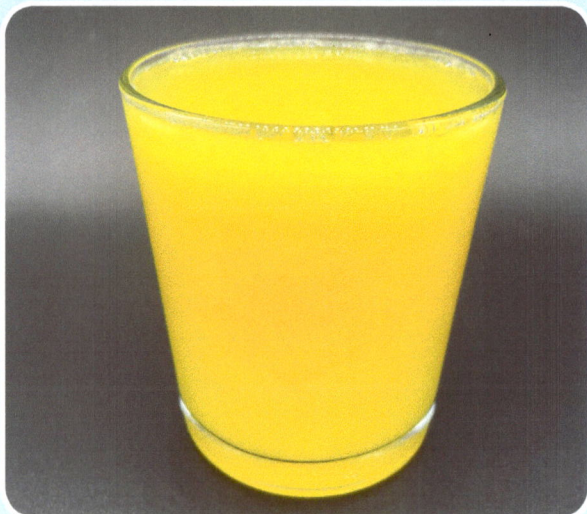

# Ji Zoranj

Pou 2 moun oswa 6 palèt

Tan pou Preparasyon : 15 minit
Tan pou Resèt la Kuit : 0 minit
Tan Total : 15 minit

## Engredyan

- 4 liv zoranj

## Enstriksyon

1. Lave zoranj yo epi koupe yo an mwatye.

2. Retire ji zoranj yo avèk machin elektrik ki fèt pou sa.

3. Vide ji a nan yon paswa si ou pa vle vyann nan.

4. Mete glas ladan li pou ou sèvi li sou plas, oswa mete li nan frijidè pou pita.

5. Pou fè palèt, vide ji a nan moul an asye ki fèt pou palèt epi mete li nan frizè pou 6 zèdtan. Vide yon ti dlo fre sou moul la pandan 5-7 segond pou ou kapab retire palèt yo.

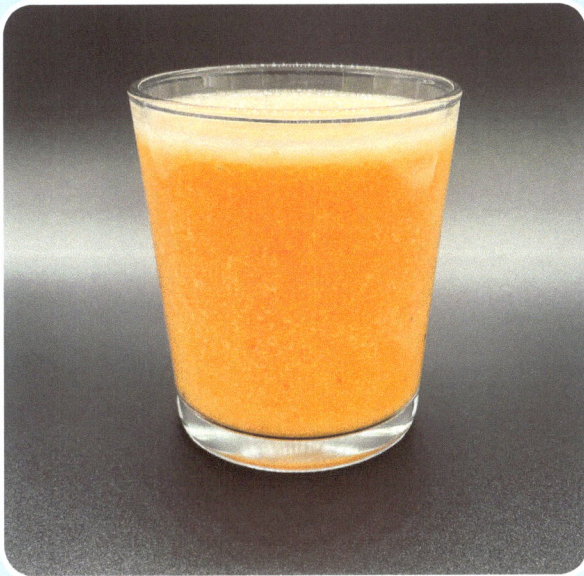

# Ji Gwayav-kiwi-Frèz

Pou 2 moun oswa 4 palèt

Tan pou Preparasyon : 5 minit
Tan pou Resèt la Kuit : 0 minit
Tan Total : 5 minit

## Engredyan

- 1½ ons gwayav
- 2 ons kiwi
- 4 ons frèz

- 1 tas dlo
- 1 ti kiyè sik
- ⅛ ti kiyè esans ekstrè zanmann Noyau

## Enstriksyon

1. Lave gwayav la, kiwi a avèk frèz la.

2. Kale kiwi a, koupe li an mwatye, epi mete li nan yon blenndè.

3. Koupe gwayav la an mwatye epi mete li nan blenndè a.

4. Retire fèy ki nan frèz la, netwaye frèz yo, koupe frèz yo, epi mete yo nan blenndè a.

5. Mete dlo nan blenndè a epi blennde fwi yo pandan 1-2 minit.

6. Koule melanj fwi yo pou retire grenn gwayav yo.

7. Mete sik la avèk ekstrè zanmann nan epi brase li jiskaske sik la fonn nèt.

8. Mete glas ladan li pou sèvi li, oswa sere li epi sèvi li pita.

9. Pou fè palèt yo, vide ji a nan moul an asye ki fèt pou palèt epi mete li nan frizè pou 6 zèdtan. Vide yon ti dlo fre sou moul la pandan 5-7 segond pou ou kapab retire palèt yo.

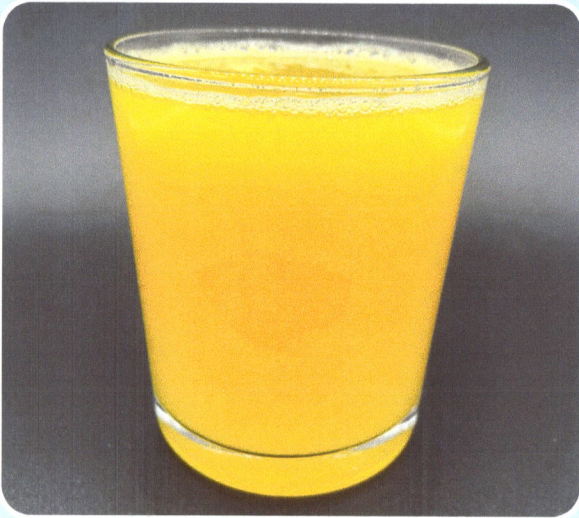

## Ji Grenadya

Pou 2 moun oswa 6 palèt

Tan pou Preparasyon : 5 minit

Tan pou Resèt la Kuit : 0 minit

Tan Total : 5 minit

## Engredyan

- 1 liv grenadya (apeprè 2 fwi)
- 2 tas dlo
- 2 gwo kiyè sik
- ¼ ti kiyè ekstrè zanmann Noyau

## Enstriksyon

1. Lave grenadya yo epi koupe yo an mwatye.

2. Sèvi avèk yon kiyè pou retire vyann nan avèk grenn yo epi mete yo nan yon blenndè.

3. Mete dlo a epi blennde li sou yon vitès redui pandan 15 segond konsa.

4. Koule melanj fwi a nan paswa epi mete yon gwo kiyè sik ladan li. Brase ji a pou ou kapab separe li avèk grenn yo epi jete grenn yo.

5. Mete rès sik la avèk ekstrè zanmann nan ladan li.

6. Brase li jiskaske sik la fonn.

7. Sèvi li avèk kib glas, oswa mete li nan frijidè pou ou sèvi li pita.

8. Pou fè palèt, vide ji a nan moul an asye ki fèt pou palèt epi mete li nan frizè pou omwen 6 zèdtan. Vide yon ti dlo fre sou moul la pandan 5-7 segond pou ou kapab retire palèt yo.

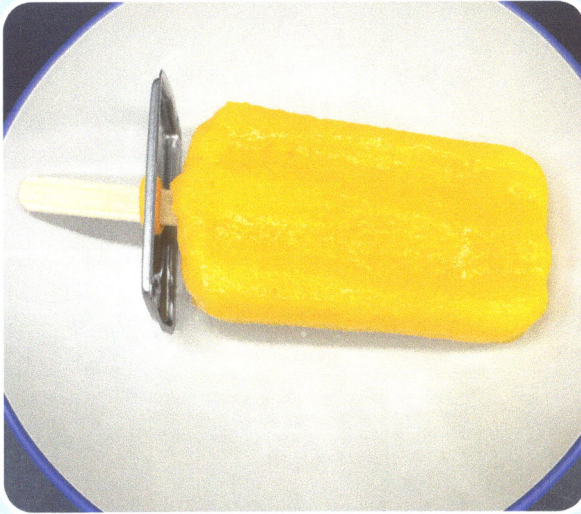

# Palèt Mango

4 palèt

---

Tan pou Preparasyon : 10 minit

Tan pou li fè glas : 6 zèdtan

Tan Total : 6 zèdtan avèk 10 minit

## Engredyan

- 14 ons mango mi (apeprè 1 gwo mango)

## Enstriksyon

1. Lave mango a epi kale li avèk yon kouto.

2. Sèvi avèk kouto a pou retire vyann nan epi mete vyann nan nan yon blenndè.

3. Blennde li pou yon minit epi koule li nan yon paswa.

4. Mete ji mango a nan yon moul palèt asye epi mete li nan frizè pou omwen 6 zèdtan. Vide yon ti dlo fre sou moul la pandan 5-7 segond pou ou kapab retire palèt yo.

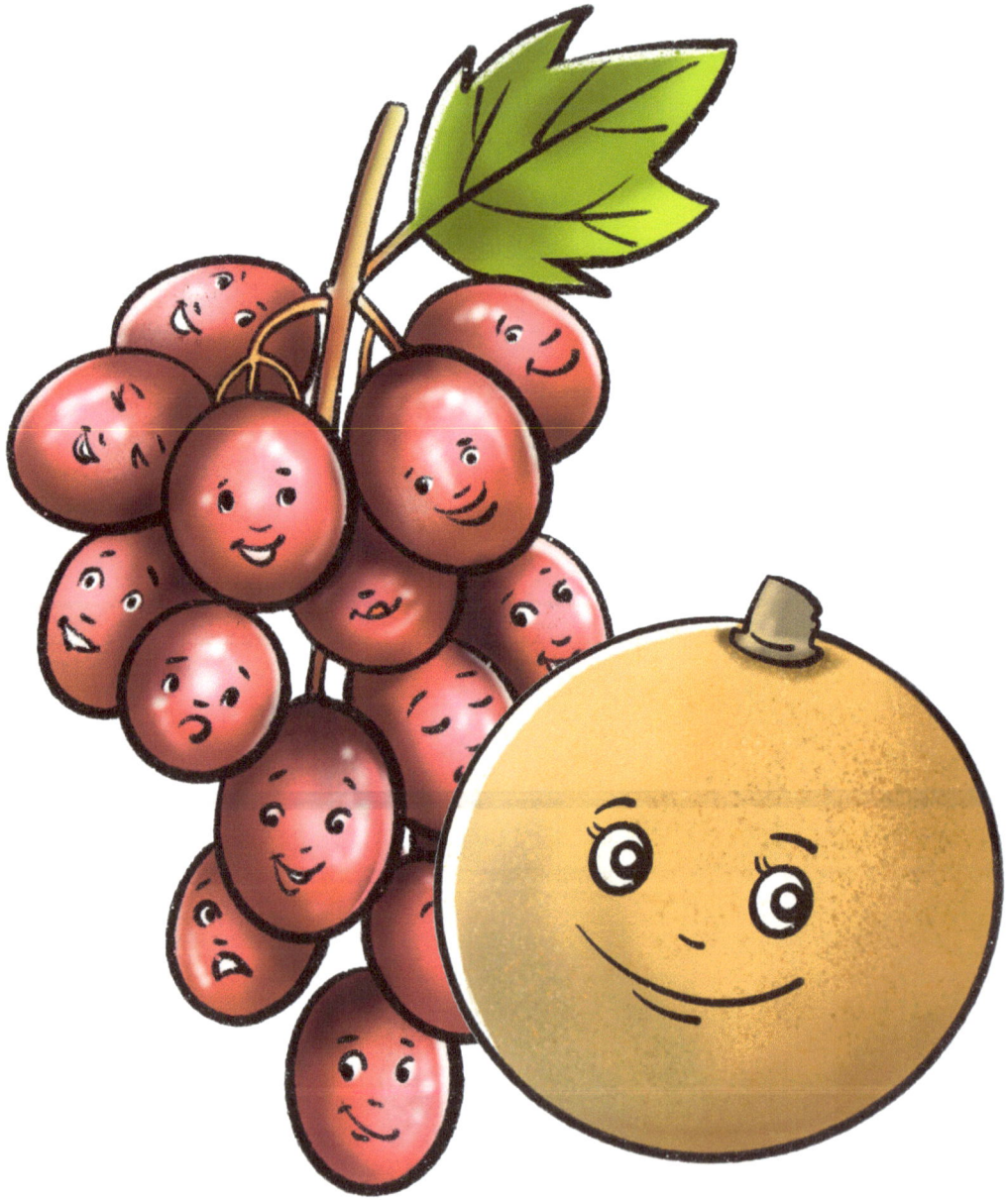

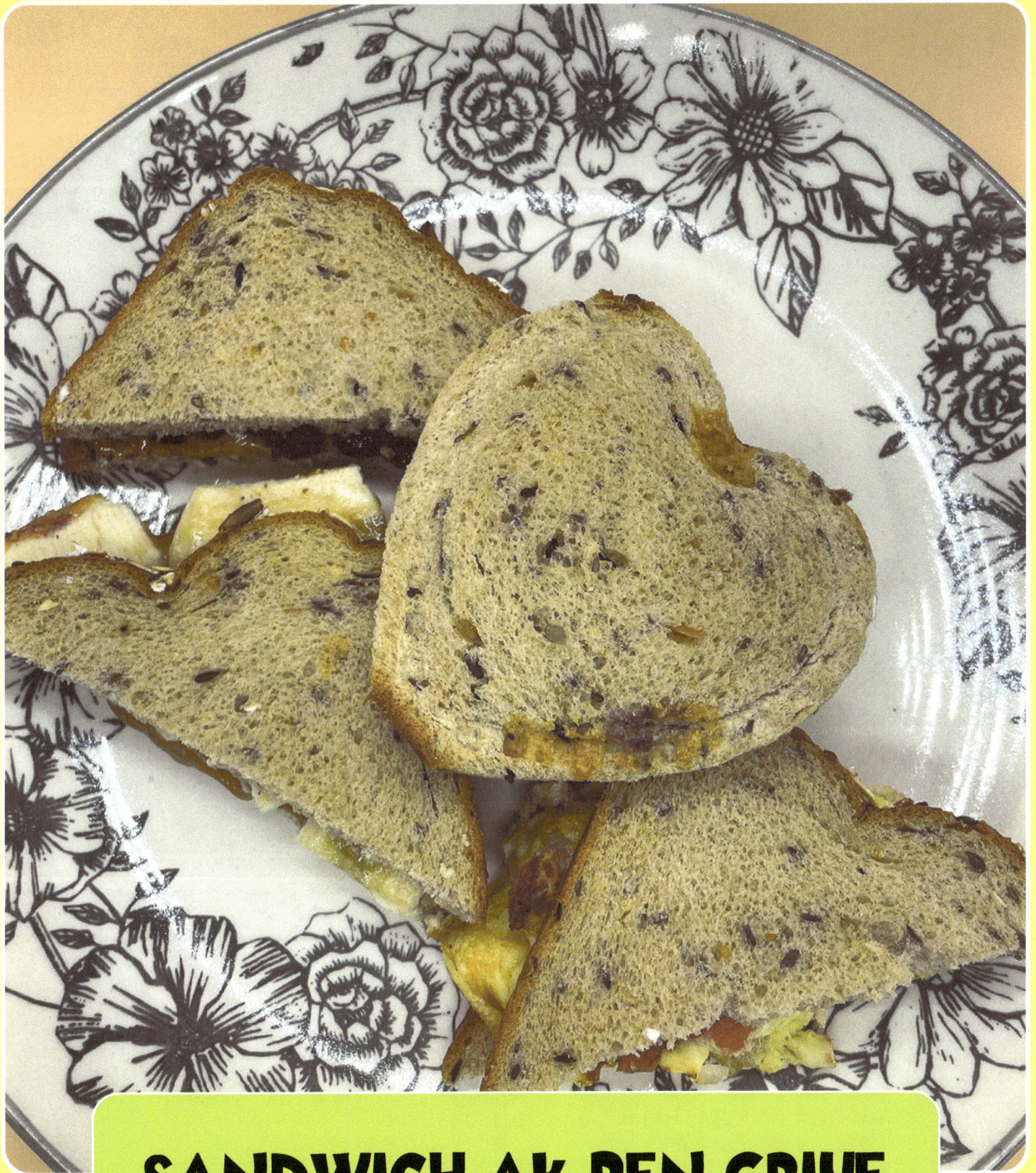

# SANDWICH AK PEN GRIYE

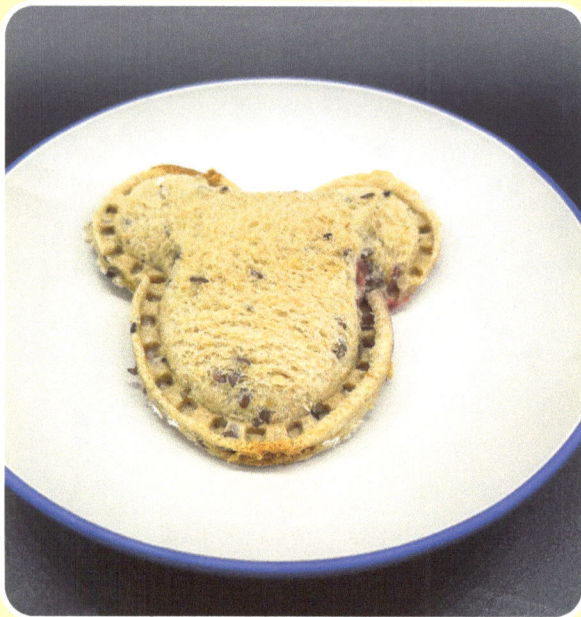

# Sandwich Manba avèk Franbwaz

Pou 1 moun

---

Tan pou Preparasyon : 5 minit

Tan pou Resèt la Kuit : 0 minit

Tan Total : 5 minit

## Engredyan

- 1 tranch pen konplè oswa 2 tranch (si ou ap itilize yon kouto pen avèk yon plastik pou vlope li)
- 1 gwo kiyè manba natirèl

- 1 ti kiyè konfiti franbwaz
- Kouto pen avèk plastik pou ou vlope (si ou vle)

## Enstriksyon

1. Koupe pen an nan de mwatye.

2. Gaye manba a sou yon bò avèk franbwaz konsèv la sou lòt bò pen an.

3. Fèmen sandwich la epi sèvi li.

4. Si ou ap itilize yon kouto pen avèk plastik pou vlope li, mete manba a avèk franbwaz konsèv la nan mitan yon tranch pen. Mete lòt tranch pen an sou li.

5. Mete kouto pen an avèk plastik pou vlope li a nan mitan pen an epi peze li fò pou retire bò sandwich la anvan ou sèvi li.

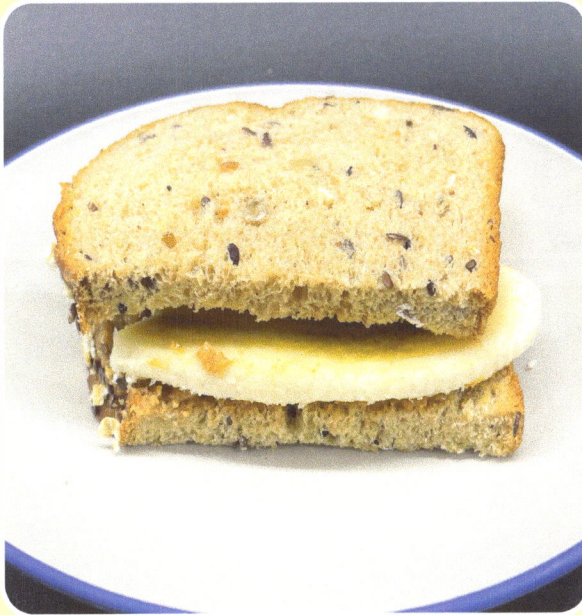

# Sandwich Manba avèk Fig

Pou 1 moun

___

Tan pou Preparasyon : 5 minit

Tan pou Resèt la Kuit : 0 minit

Tan Total : 5 minit

## Engredyan

- 1 tranch pen konplè oswa 2 tranch (si ou ap itilize yon kouto pen avèk plastik pou vlope)
- 1½ ons fig (apeprè mwatye yon grenn fig)

- 1 ti kiyè manba natirèl
- Kouto pen avèk plastik pou vlope (si ou vle)

## Enstriksyon

1. Koupe pen an an 2 mwatye.
2. Gaye manba a sou yon bò.
3. Tranche fig la nan fòm orizontal oswa kraze li avèk yon fouchèt epi mete li sou manba a.
4. Mete lòt mwatye pen an sou li pou ou fè yon sandwich.
5. Si ou ap itilize yon kouto pen avèk plastik pou vlope li, mete manba a avèk fig la nan mitan yon tranch. Mete lòt tranch lan sou li.
6. Mete kouto pen an avèk plastik pou vlope li a nan mitan pen an epi peze li fò pou retire bò sandwich la anvan ou sèvi li.

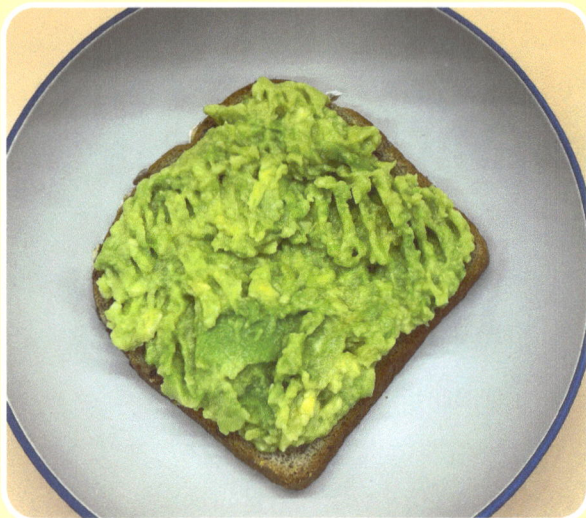

# Zaboka avèk Pen Griye

Pou 1 moun

---

Tan pou Preparasyon : 4 minit

Tan pou Resèt la Kuit : 1 minit

Tan Total : 5 minit

## Engredyan

- 1 tranch pen konplè
- 2 ons zaboka (apeprè ½ zaboka)

## Enstriksyon

1. Griye pen konplè a.
2. Lave zaboka a epi koupe li ; pran mwatye ladan li avèk yon kouto.
3. Retire vyann nan avèk yon kiyè epi kraze li avèk do yon fouchèt.
4. Gaye zaboka a sou pen griye a.

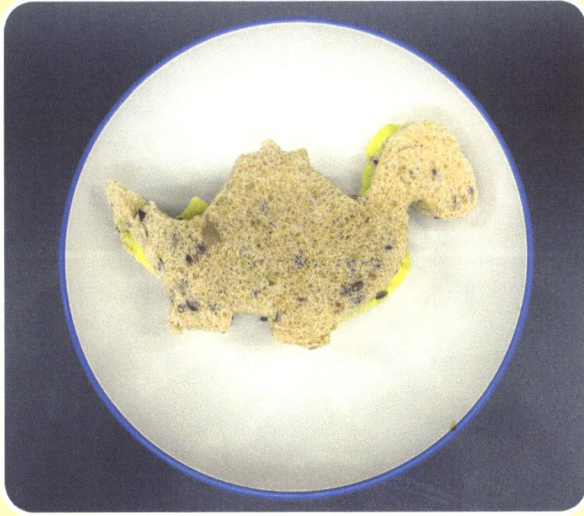

# Sandwich zaboka (Fòm Dinozò)

Pou 1 moun

Tan pou Preparasyon : 5 minit
Tan pou Resèt la Kuit : 0 minit
Tan Total : 5 minit

## Engredyan

- 2 tranch pen konplè
- 4 ons zaboka
- Kouto ki genyen fòm dinozò

## Enstriksyon

1. Mete 2 tranch pen nan yon asyèt (ou kapab chwazi griye pen an si ou vle).
2. Lave zaboka a epi koupe li ; pran mwatye avèk yon kouto.
3. Retire vyann nan avèk yon kiyè, apresa kraze li avèk do yon fouchèt.
4. Gaye zaboka a nan mitan yon tranch pen (oswa pen griye a). Mete lòt tranch lan sou li.
5. Mete yon kouto sandwich ki genyen fòm dinozò sou pen an epi peze li fò sou li pou retire rès pen sou kote sandwich la anvan ou sèvi li.

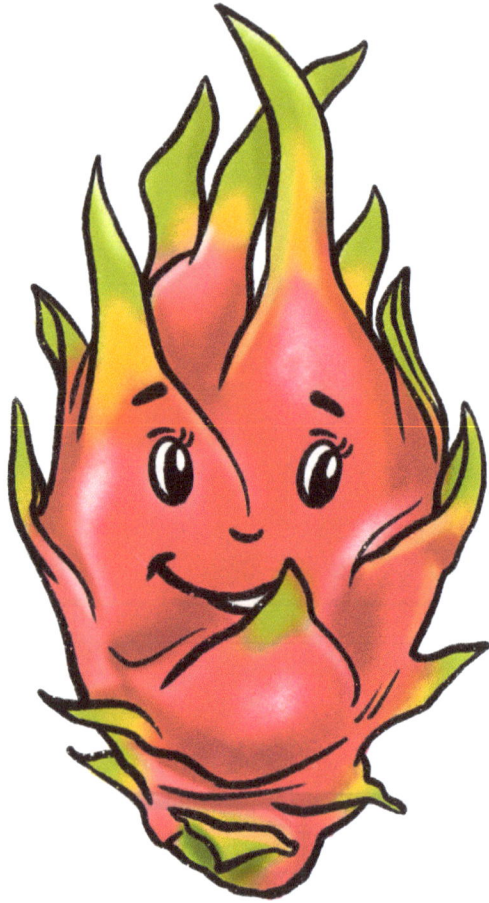

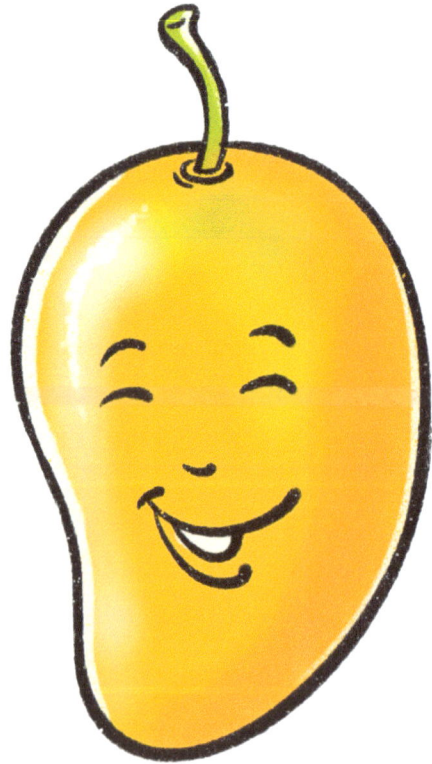

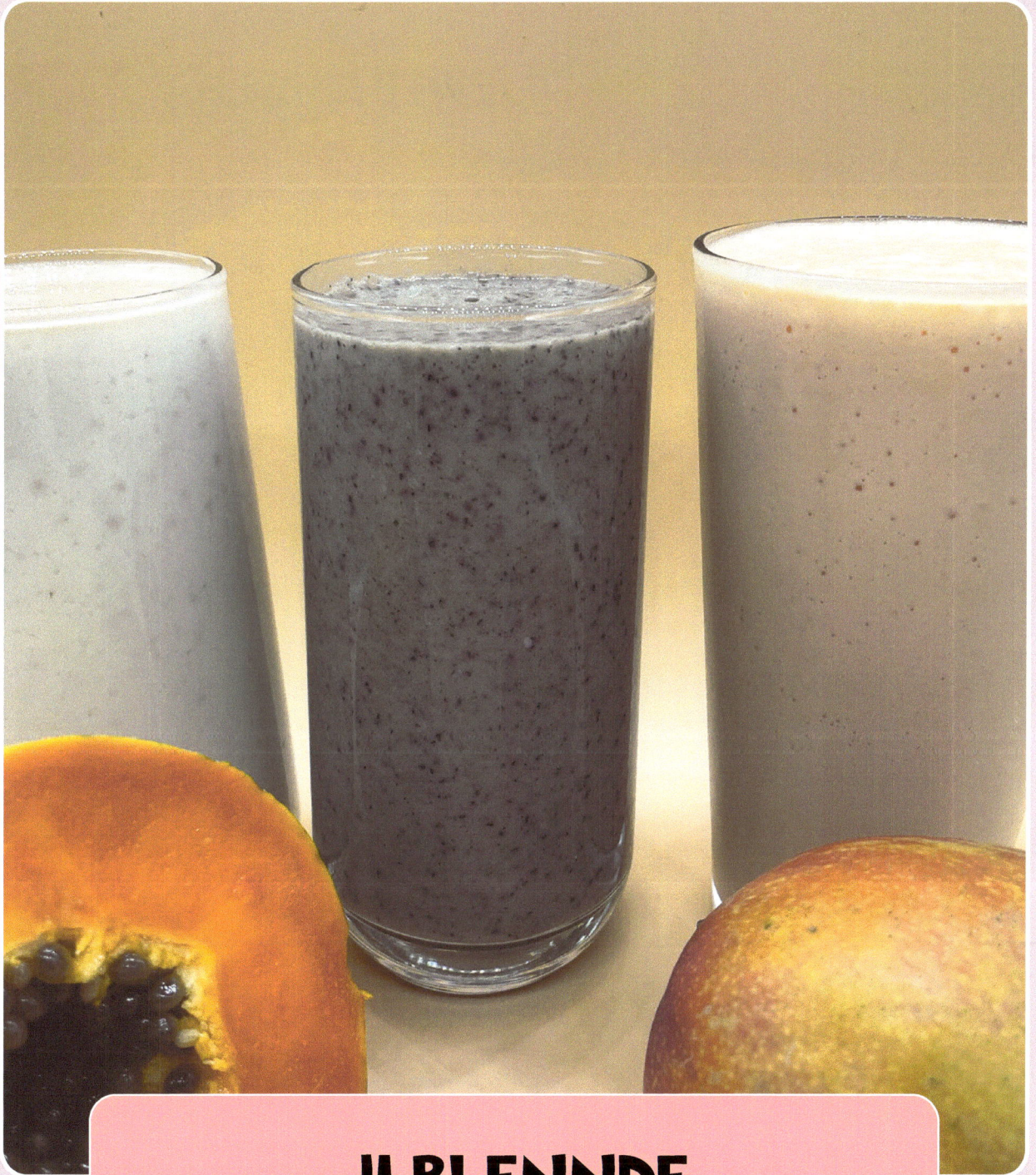

## JI BLENNDE

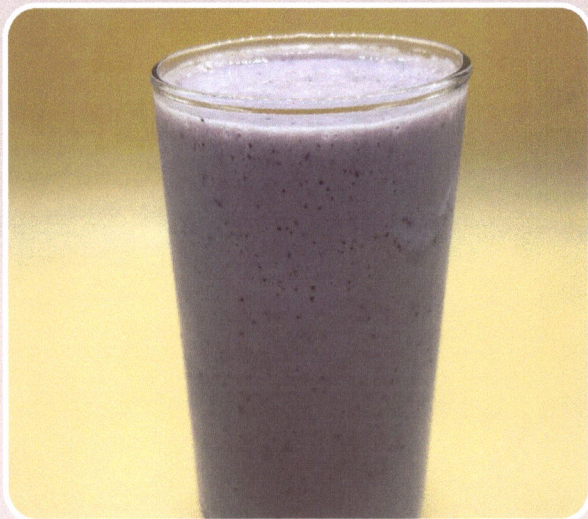

# Fwi blennde

Pou 1 moun

___

Tan pou Preparasyon : 5-10 minit

Tan pou Resèt la Kuit : 0 minit

Tan Total : 5-10 minit

## Engredyan

- 1 ons frèz (apeprè 2 frèz)
- 1 ons mitil (apeprè 9 mitil)
- 1 ons mi (apeprè 4 mi)
- 1 ons franbwaz (apeprè 6 franbwaz)
- 1 ons anana, koupe an kib
- 1 ons pòm, koupe an kib

- 1 ons kiwi, koupe an kib
- 1 tas lèt
- 1 tas kib glas

## Enstriksyon

1. Lave tout fwi yo, prepare yo jan ou ap bezwen li a, epi mete yo nan yon blenndè.

2. Mete lèt la avèk kib glas yo.

3. Blennde yo pou 1-2 minit epi sèvi li.

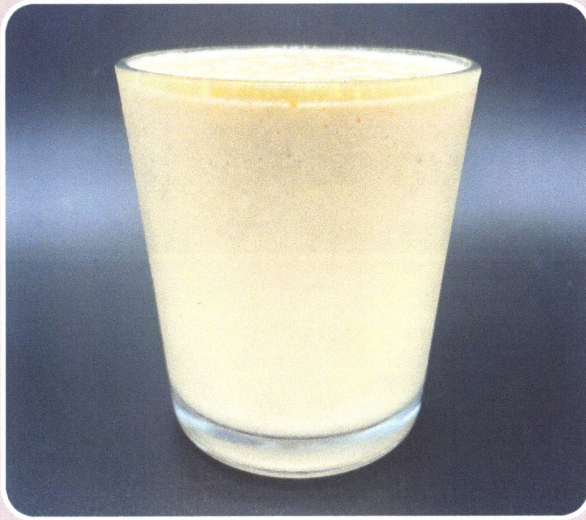

# Ji Papay

Pou 2 moun

---

Tan pou Preparasyon : 10 minit

Tan pou Resèt la Kuit : 0 minit

Tan Total : 10 minit

## Engredyan

- 1 liv papay
- 2 tas lèt (oswa 1 tas dlo avèk 1 tas lèt evapore)

- 3 gwo kiyè sik
- 2 tas kib glas
- ¼ ti kiyè ekstrè esans zanmann Noyau

## Enstriksyon

1. Lave papay la, kale li avèk yon kouto, epi retire tout grenn yo.

2. Koupe papay la an moso epi mete yo nan yon blenndè.

3. Mete lèt la, sik la, kib glas yo avèk esans zanmann nan epi blennde yo pou 1-2 minit.

4. Sèvi li sou plas. Ji a genyen tandans vin anmè si ou kite li pou plis pase youn oswa de zèdtan.

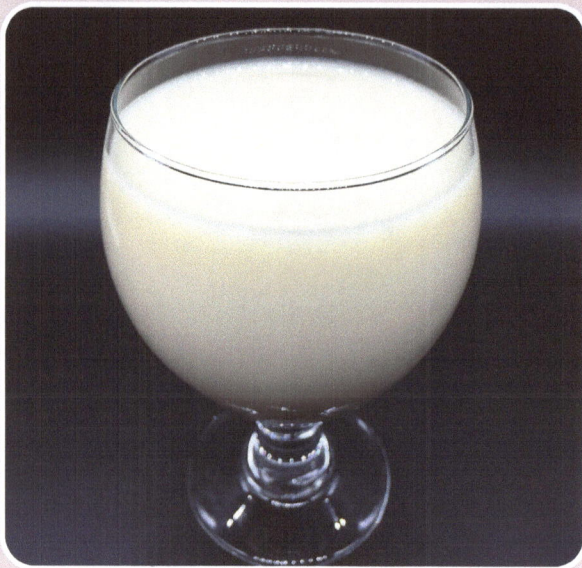

## Ji kachiman kanèl – Ji kowosòl – Ji kachiman kè Bèf

Pou 2 Moun oswa 8 Palèt

Tan pou Preparasyon : 30 minit

Tan pou Resèt la Kuit : 0 minit

Tan Total : 30 minit

## Engredyan

- 1 tas vyann fwi (ki soti nan yon kachiman kanèl, kowosòl, oswa kachiman kè bèf)
- 2 tas lèt
- ¼ ti kiyè miskad fre graje (pou kowosòl la sèlman)
- 1 gwo kiyè sik blan
- Pense sèl
- ¼ ti kiyè esans zanmann Noyau
- 10 kib glas (si ou vle)

## Enstriksyon

1. Lave fwi a. Koupe li, retire vyann nan avèk grenn yo, epi mete yo nan yon bòl. Retire tout grenn nwa yo avèk anpil prekosyon. Sa kapab pran jiska 20 minit. Vyann nan ta dwe blan, men pa mawon.

2. Vide vyann nan nan yon blenndè ti kras pa ti kras, gade byen pou ou wè si ou te retire tout grenn yo.

3. Mete lèt la epi blennde li sou mwayèn vitès pandan kèk minit jiskaske li vin tounen yon krèm.

4. Mete miskad ki fenk graje a epi blennde li pandan yon minit ankò. (Pou kowosòl la sèlman)

5. Vide melanj fwi a nan yon gwo bòl oswa yon po.

6. Mete sik la avèk yon pense sèl. Brase li jiskaske sik la avèk sèl la fonn.

7. Mete esans zanmann nan epi brase li pou yon ti tan ankò.

8. Mete kib glas yo epi sèvi li sou plas, oswa mete li nan yon frijidè epi sèvi li pita.

9. Pou fè palèt, vide ji a nan moul an asye ki fèt pou palèt epi mete li nan frizè pou 6 zèdtan. Vide yon ti dlo fre sou moul la pandan 5-7 segond pou ou kapab retire palèt yo.

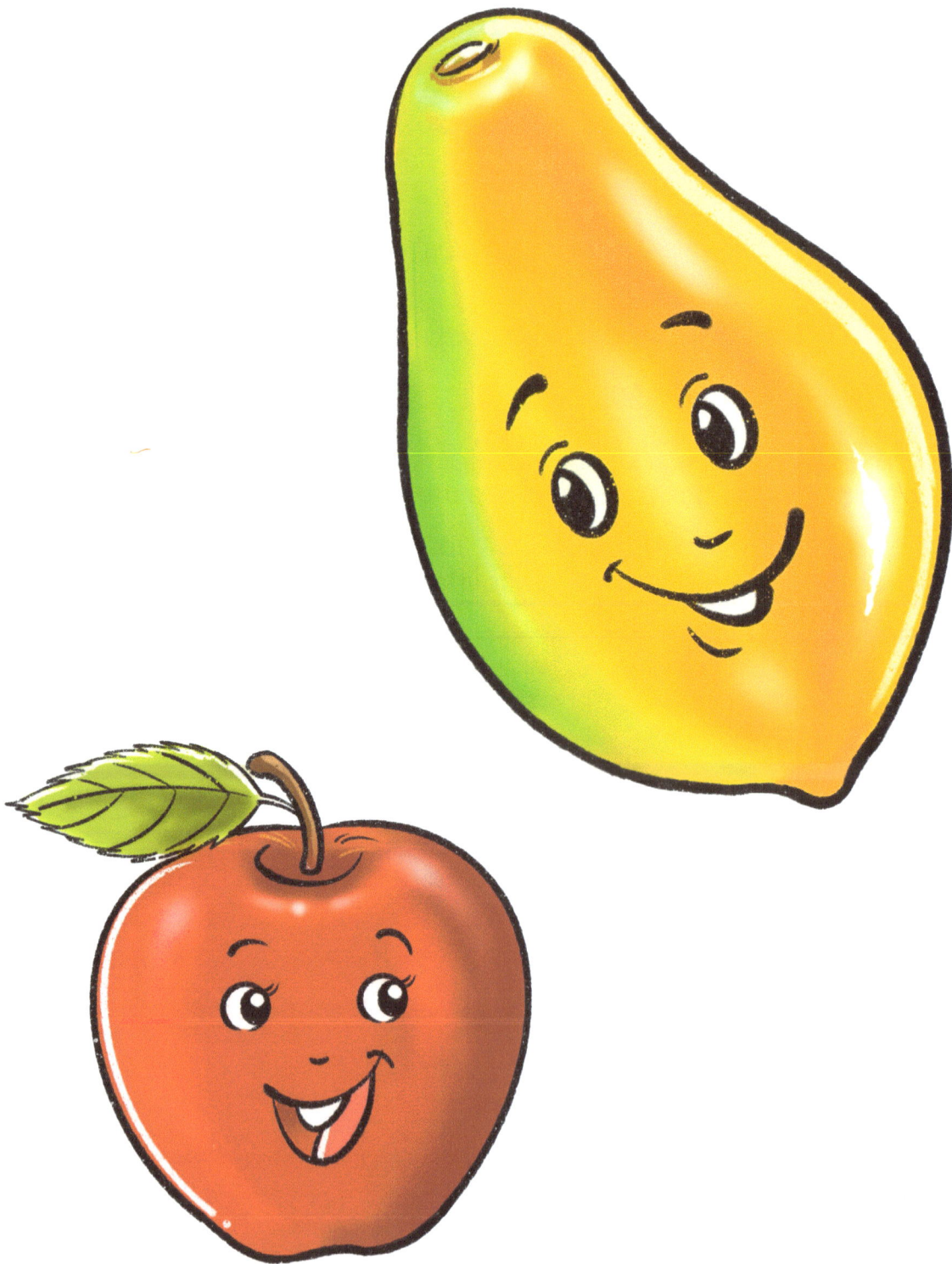

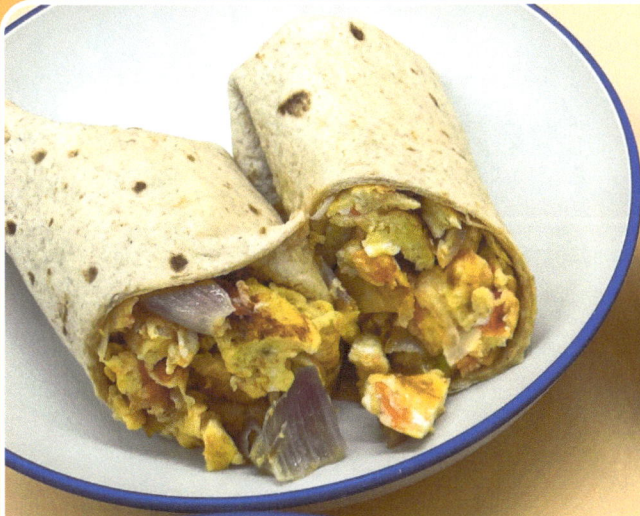

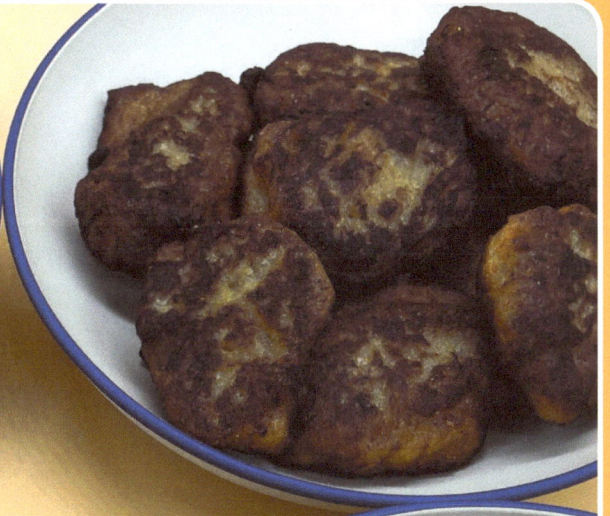

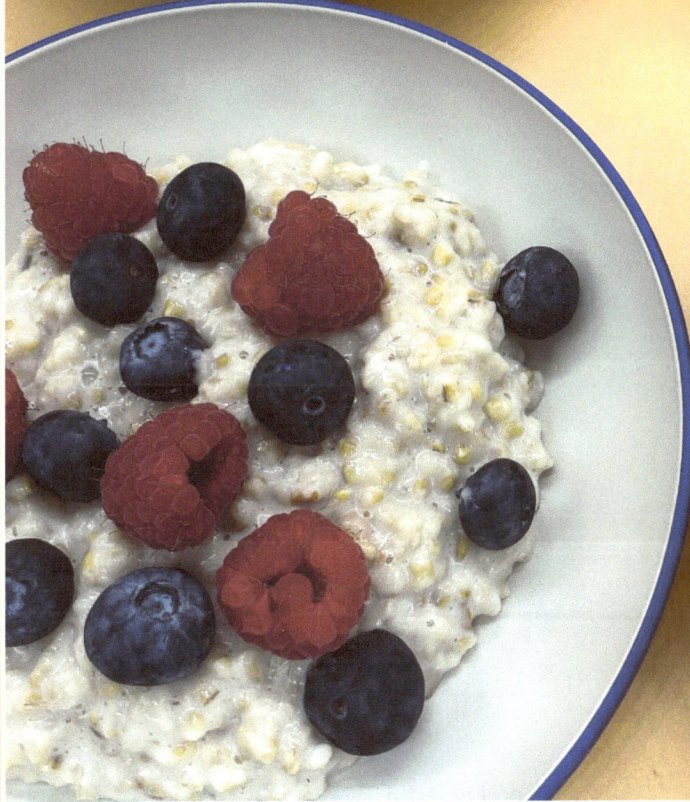

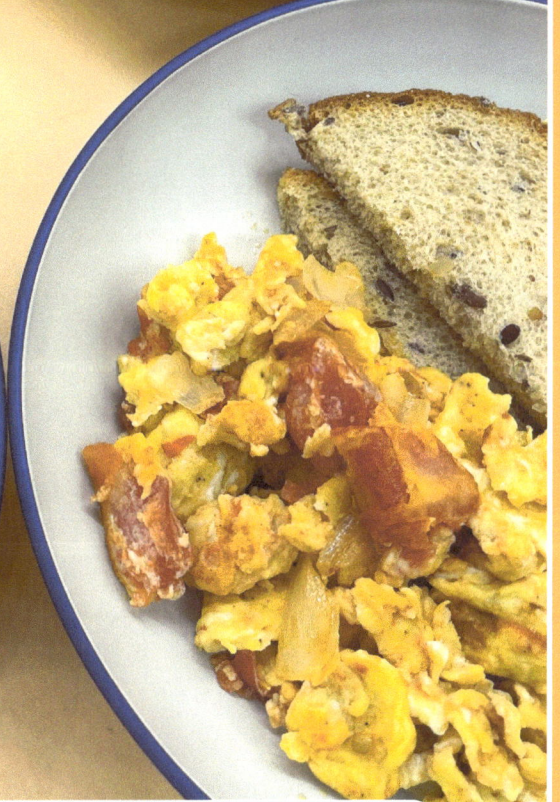

# BON TI PLA POU MANJE MATEN

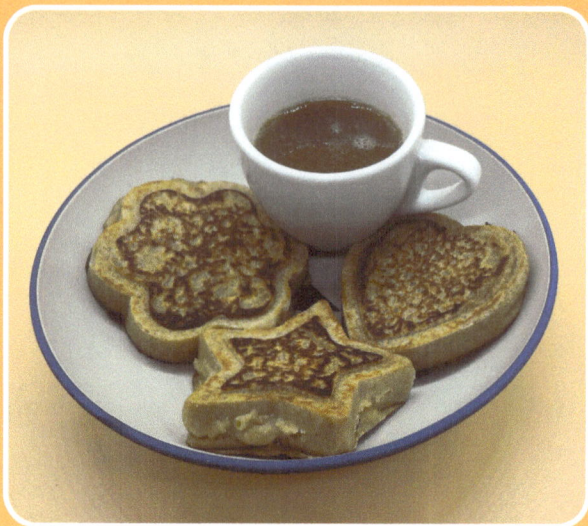

# Pancake Gwayav avèk Siwo Gwayav

11 Pancakes

Tan pou Preparasyon : 15 minit

Tan pou Resèt la Kuit : 20 minit

Tan Total : 35 minit

## Engredyan

- ½ tas gwayav (wouj, si sa posib)
- ½ tas farin konplè
- ½ tas lèt bè (pi plis si ou vle pancake la gonfle)
- 1 ze
- Yon ti luil doliv

## Enstriksyon

1. Lave gwayav la epi koupe li an kat moso.
2. Mete kat (4) moso gwayav yo (avèk tout po epi grenn) nan yon blenndè wobo epi melanje yo.
3. Mete ½ tas gwayav kraze nan yon gwo bòl. Sere rès melanj gwayav la pou fè plis pancake oswa ji.
4. Mete farin nan, lèt bè a avèk ze a. Melanje yo byen avèk yon kiyè pandan kèk minit.
5. Grese yon gwo moul oswa yon kastwòl avèk luil doliv epi chofe li pou apeprè yon minit.

6. Mete ¼ tas melanj pancake nan moul oswa kastwòl la youn alafwa, oswa si ou vle, sèvi avèk yon moul silikonn avèk de gwo kiyè melanj pancake alafwa.

7. Kuit pancake yo pou twa minit sou dife ki pa twò cho, apresa vire yo. Kuit lòt bò a pou de minit anvan ou retire li nan moul la oswa kastwòl la.

8. Sèvi li avèk siwo gwayav.

# Siwo Gwayav

## Engredyan

- 13 ons po gwayav (1 gwayav)
- 1 gwo kiyè sik
- 1 tas dlo
- ¼ ti kiyè esans vaniy

## Enstriksyon

1. Lave yon gwayav epi kale li.

2. Mete po gwayav la nan yon ti chodyè avèk sik la avèk dlo.

3. Kite li bouyi epi mitonnen pandan 10 minit sou chalè ki pa twò gwo.

4. Mete esans vaniy lan epi kite li bouyi pandan 2 minit ankò oswa jiskaske li kòmanse kimen. Retire chodyè a sou dife a.

5. Koule likid la nan paswa epi kite li frèt anvan ou sèvi li avèk pancake gwayav yo.

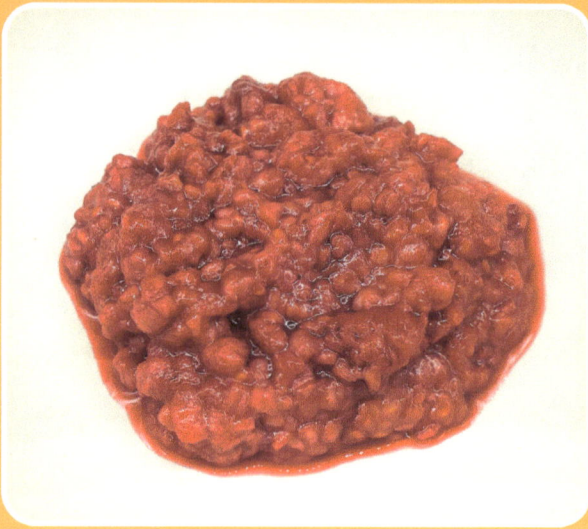

# Siwo avèk Konfiti Franbwaz

Pou 4 moun

---

Tan pou Preparasyon : 5 minit
Tan pou Resèt la Kuit : 15 minit
Tan Total : 20 minit

## Engredyan

- 1 tas franbwaz
- 2 tas dlo
- ¼ ti kiyè esans vaniy
- 1 baton kanèl

## Enstriksyon

1. Lave franbwaz yo, mete yo nan yon ti kastwòl avèk dlo, epi bouyi anvan ou kite li mitonnen sou ti chalè oswa mwayèn chalè.

2. Mete esans vaniy lan avèk baton kanèl la. Kite li bouyi jiskaske likid la kòmanse kimen, nan 20 minit konsa.

3. Koule likid la epi kite li frèt anvan ou sèvi li avèk pancake mitil la.

4. Pou fè konfiti, kite fwi a bouyi pou yon lòt de minit oswa jiskaske likid la seche nèt. Li kapab rete nan frijidè a pou yon semen oswa plis tan.

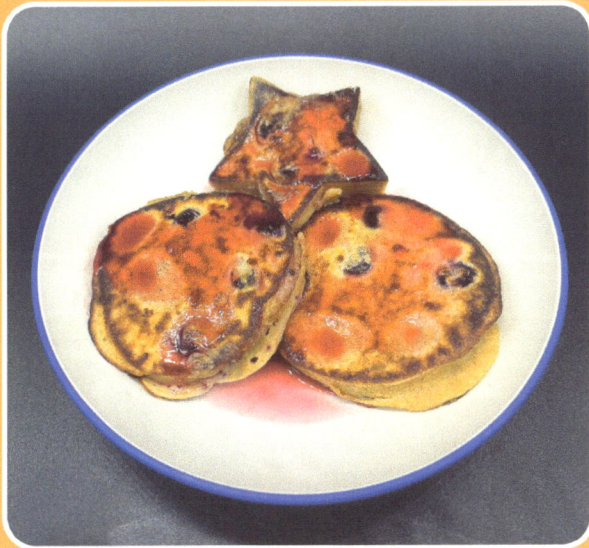

# Pancake Mitil avèk Siwo Franbwaz

11 Pancakes

Tan pou Preparasyon : 5 minit

Tan pou Resèt la Kuit : 15 minit

Tan Total : 20 minit

## Engredyan

- 1 tas farin konplè
- 1½ tas lèt bè
- 1 ze
- ¼ ti kiyè kanèl
- ¼ ti kiyè miskad
- ¼ ti kiyè esans vaniy
- 1 ti kiyè siwo myèl (si ou vle)
- ½ tas mitil
- Yon ti luil doliv

## Enstriksyon

1. Melanje farin nan, lèt bè a avèk ze a nan yon bòl mwayèn.

2. Mete kanèl la, miskad la avèk vaniy lan, epi melanje yo.

3. Mete siwo myèl la, si ou ap itilize li, epi brase li jiskaske li byen melanje.

4. Mete mitil yo.

5. Chofe yon moul oswa yon kastwòl sou chalè ki pa ni twò wo ni twò ba pou yon minit epi grese li avèk luil doliv la.

6. Si ou vle, sèvi avèk yon moul silikonn pou pancake avèk de gwo kiyè melanj pancake la alafwa. Sinon, mete ¼ tas melanj pancake nan moul oswa kastwòl la.

7. Kite pancake yo kuit pou 2-3 minit, apresa vire yo. Kite lòt bò a kuit pou 2 minit anvan ou retire li nan moul oswa kastwòl la.

8. Sèvi li avèk siwo franbwaz.

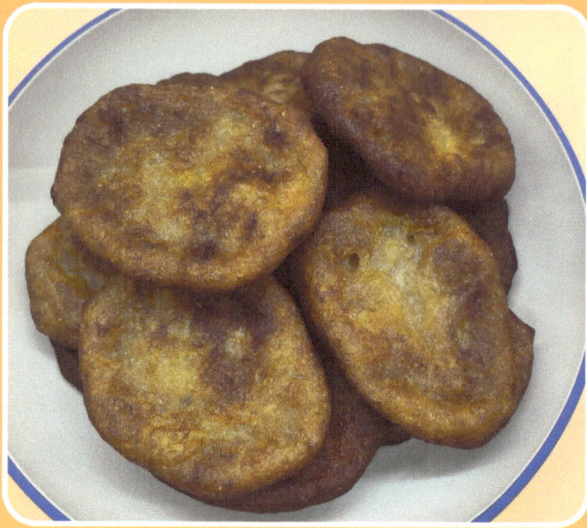

# Benyè

18 benyè

Tan pou Preparasyon : 20 minit
Tan pou Resèt la Kuit : 10 minit
Tan Total : 30 minit

## Engredyan

- 1 liv fig ki byen mi
- Pense sèl
- ½ tas farin ble
- ½ tas luil zaboka
- 1 ti kiyè sik blan

1. Kale fig yo epi mete yo nan yon bòl.

2. Kraze fig yo avèk yon manch yo kraze pòmdetè pandan 2-3 minit oswa jiskaske yo vin mou.

3. Mete farin nan nan fig yo epi melanje yo byen avèk yon kiyè.

4. Nan yon gwo moul oswa nan yon kastwòl ki pa kole, chofe luil la sou bon chalè pou 2-3 minit. Luil la dwe cho, sinon melanj lan pral tranpe nan luil la.

5. Sèvi avèk yon gwo kiyè pou mete melanj lan nan luil la, apeprè 8 oswa 9 yon sèl kou.

6. Bese chalè a yon bon kou epi kite yo fri pou 1-2 minit.

7. Vire benyè yo avèk yon espatil epi kite lòt bò a fri pou 1-2 minit oswa jiskaske yo pran koulè mawon.

8. Bese chalè a si luil la twò cho oswa si benyè yo ap boule.

9. Pran twa sèvyèt papye epi plwaye yo epi mete yo sou yon gwo asyèt. Mete benyè yo sou sèvyèt papye a.

10. Mete plis melanj nan luil la epi swiv menm etap yo.

11. Kite benyè yo frèt pandan apeprè senk minit anvan ou sèvi yo.

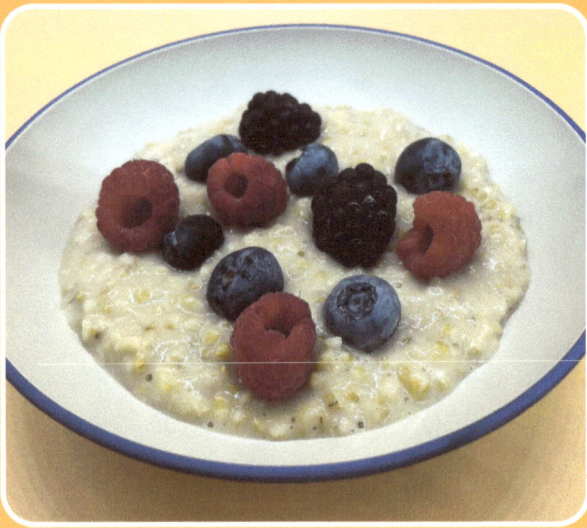

# Avwàn di

Pou 2 moun

---

Tan Pou Tranpe : 3 zèdtan

Tan pou Resèt la Kuit : 35 minit

Tan Total : 3 zèdtan avèk 35 minit

## Engredyan

- 1 tas avwàn di
- 2½ tas dlo
- 1 baton kanèl
- Pense sèl
- 2 anetwale
- 1 tas lèt evapore
- ¼ ti kiyè esans vaniy
- 1 gwo kiyè sik (si ou vle)
- ½ tas mitil
- ½ tas franbwaz
- ¼ tas mi

Avwàn di pran plis tan pou kuit, kidonk fòk ou tranpe yo anvan ou prepare yo.

# Enstriksyon

1. Mete avwàn nan tranpe nan de tas dlo pandan 3 zèdtan oswa mete li tranpe pandan lannuit.

2. Mete ½ tas dlo nan yon ti bonm avèk kanèl, sèl, epi anetwale.

3. Mete li bouyi, apresa vide avwàn tranpe a nan dlo a.

4. Kite avwàn nan mitonnen pou 10 minit sou chalè medyòm, brase detanzantan.

5. Mete lèt la, esans vaniy avèk sik la (si ou ap itilize sik) epi brase li.

6. Kite avwàn nan kuit pandan 10 minit ankò sou dife ki pa twò cho, brase li detanzantan.

7. Kite avwàn nan refwadi pou 5-10 minit anvan ou sèvi li.

8. Simen franbwaz, mitil, mi sou li oswa nenpòt lòt fwi ou ta chwazi.

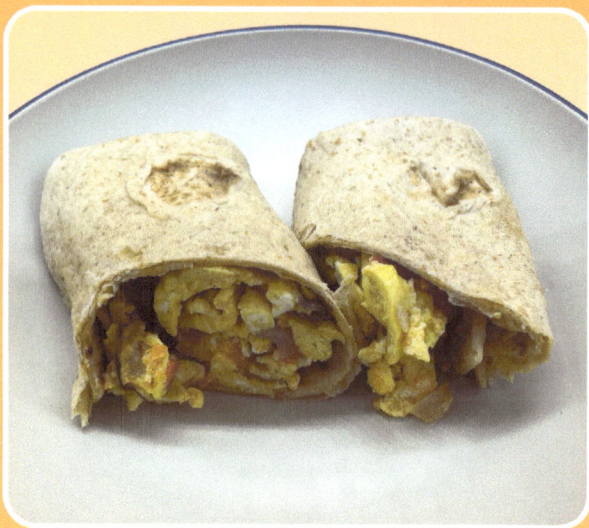

# Ze avèk Tomat

Pou 2 Moun

Tan pou Preparasyon : 10 minit

Tan pou Resèt la Kuit : 5 minit

Tan Total : 15 minit

## Engredyan

- 1 kiyè luil doliv
- ¼ tas echalòt oswa zonyon koupe
- ¼ tas tomat rache
- 2 ze
- ⅛ ti kiyè sèl lanmè

## Enstriksyon

1. Mete luil doliv la cho nan yon ti pwalon ki pa kole sou dife ki pa twò cho.

2. Mete echalòt la oswa zonyon avèk tomat la nan pwalon an. Kite li fri pou 2-3 minit jiskaske yo vin koulè mawon klè.

3. Kase ze yo epi mete yo nan yon bòl. Mete sèl ladan yo epi bat yo avèk yon fouchèt pandan 30 segond.

4. Mete ze yo fri nan pwalon an epi kite li fri pandan 2 minit, brase li detanzantan.

5. Sèvi avèk pen konplè griye oswa yon pen konplè vlope tankou sandwich. Si ou ap sèvi li avèk yon pen vlope, chofe pen vlope a pou 10 segond.

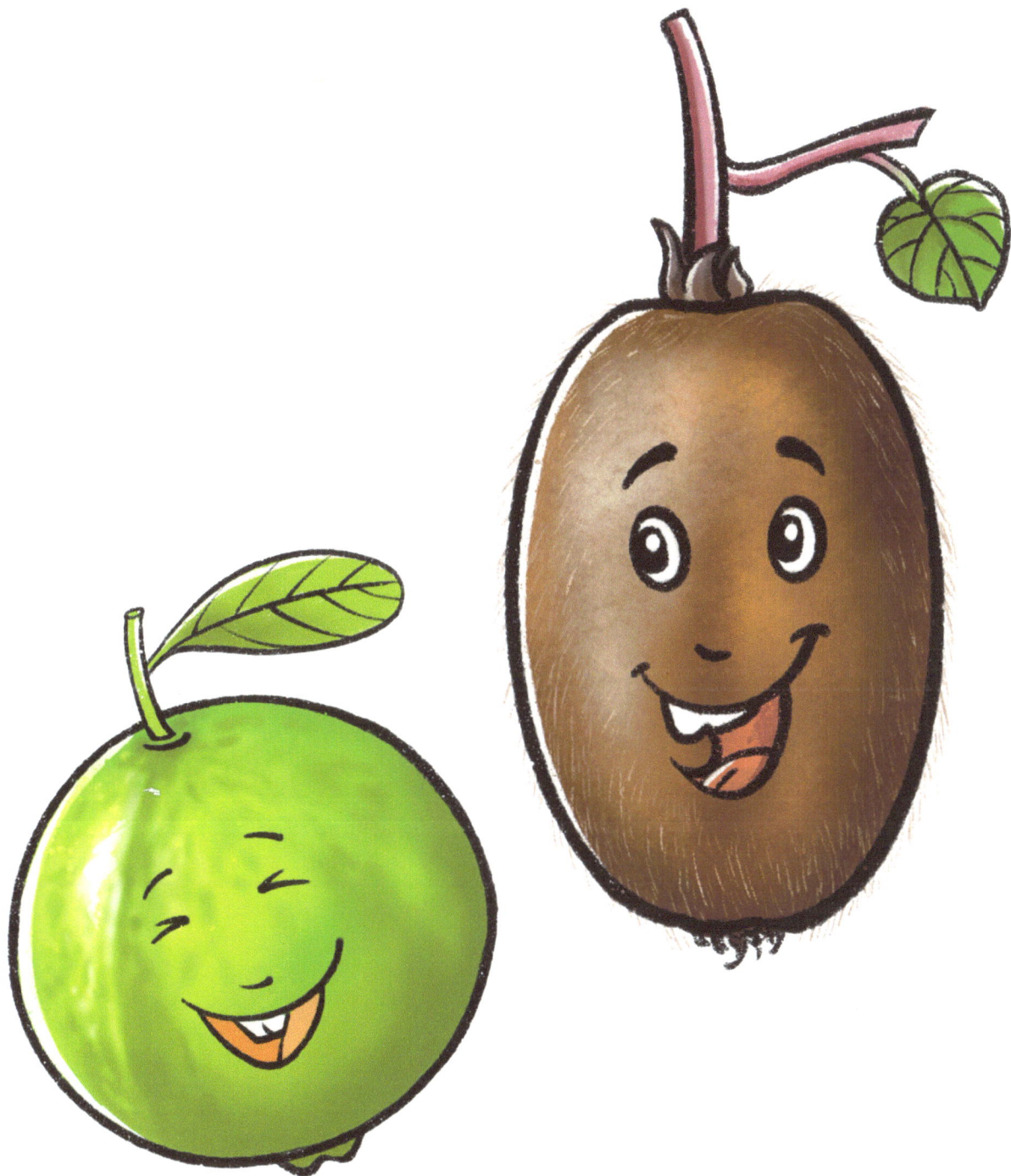

# Rezime

Tout moun renmen fè ti brase bouch, men se pa tout moun ki konnen ti brase bouch kapab bon pou lasante. Chwa nourisan epi ki genyen bon gou egziste. Kòm timoun yo genyen plis chans pou yo vire tounen sou bonbon sikre, liv sa a ki vize timoun, pral montre yo pi bon opsyon ki disponib pou yo.

Vin fè konesans avèk Fanmi Fwi a. Fwi yo se pati nan plant avèk pyebwa yo nou kapab manje. Avèk plizyè koulè, gou avèk teksti, benefis fwi yo pote pou lasante pa bagay moun kapab menm fin konprann, espesyalman pou sistèm defans kò nou. Anndan yon si bon liv konsa ki pote anpil enfòmasyon, lektè yo pral aprann ki fwi ki itil pou chak pati oswa sistèm nan kò a, tankou sante kè, prevansyon kansè, dijesyon, fonksyon nan sèvo avèk anpil lòt bagay.

Chak fwi prezante tèt li, men fwi yo rasanble nan liv la nan kategori ki chita sou koulè. Lektè yo pral dekouvri enfòmasyon tou nèf sou fwi anpil moun konnen byen, tankou Melon Frans, Rezen avèk Pòm. Yo pral fè konesans tou avèk fwi ki kapab nouvo pou yo, tankou Kachiman Kanèl, Kachiman Kè Bèf avèk Kowosòl, ki soti nan Lamerik Disid. Fwi yo pale pou di nou kijan po yo avèk chè yo ye, yo rele sa teksti ; yo di ki vitamin yo ofri, ki kote nou kapab jwenn yo avèk ki pati oswa fonksyon nan kò nou yo ede.

Apre yo fin fè konesans avèk plis pase 30 fwi komen avèk fwi ki san parèy, jenn yo ap tonbe sou yon pati nan liv la ki se yon seksyon resèt ki pral fè bouch yo kouri dlo. Ladan li genyen enstriksyon detaye pou fè salad fwi, bon ti ji blennde, manje maten, elatriye.

Liv amizan sa a, li san parèy epi li fasil pou moun pwofite tout sa ki anndan li, li envite lektè yo pou yo konnen gwo Fanmi Fwi a ki chaje pèsonaj ladan li. Mete sou sa, genyen yon lòt liv desen ki mache avèk li tou, liv koloryaj sa a disponib pou adolesan yo kapab kontinye aprann sou nouvo zanmi fwi yo.

**Fwi apetisan pou bay vant Kontantman** pral enspire yon lanmou tou nèf lakay lektè yo pou seksyon fwi avèk legim nan mache avèk makèt bò lakay yo, sa pral mete yon relasyon ki dire lontan ant yo menm avèk fwi yo avèk yon bòn sante.

# Biyografi

Mika se yon elèv 7èm ane fondamantal ki renmen li, ekri avèk jwe foutbòl Ameriken. Li genyen rèv pou li vin yon ekriven yon jou. Ou kapab suiv blòg li a ki ap fè ou vwayaje nan tèm li abòde yo *@mikasfunadventures*, sou Instagram. Fwi li pi renmen se Mi paske li dous epi li nwa. Nwa se koulè Mika pi renmen – epi koulè a fè li byen tou !

Edward ap fè 5èm ane fondamantal, li renmen jwe foutbòl. Li reve vin yon jwè foutbòl pwofesyonèl. Fwi li pi renmen se Prin. Fwi sa a fè Edward sonje yon boul epi li fasil pou misye pote fwi sa a nan antrènman.

Hugh se yon elèv 3èm ane ki renmen matematik avèk foutbòl. Li anvi vin yon konstriktè. Li renmen jwe Transformers tou avèk Edward. Fwi Hugh pi renmen se rezen paske yo vini an grap, tankou yon fanmi.

Ou kapab swiv *@the3monties* sou Instagram.

Jeanne se manman Mika, Edward avèk Hugh. Li konsidere tèt li tankou yon vwayajèz nan lemond, li te vizite anpil lòt peyi tankou Japon, Mawòk avèk Espay. Lè li p ap travay kòm yon tradiktris oswa vwayaje nan mond lan, li renmen pase tan li nan kizin ap prepare manje ki gou epi ki fè moun rete an sante, manje ki ekilibre pou fanmi li. Jeanne sitou renmen fè manje ayisyen, men li renmen eseye tou resèt li te aprann nan plizyè vwayaj li te fè nan mond lan.

Fwi li pi renmen se Zabriko paske li gou anpil. Epitou, fwi a yon jan ra paske li difisil pou jwenn li andeyò Karayib la, se sa ki fè li plis atire atansyon moun !

Ou kapab swiv Jeanne sou Instagram *@jeannefortune6* oswa tcheke lòt travay li yo sou sitwèb www.jeannefortune.com

Venura se yon atis ki soti nan peyi Sri Lanka. Li te fè desen tenb pou depatman lapòs Sri Lanka. Se li ki ekri epi fè desen liv ki rele **Happy Vegetables Coloring Book** epi se li ki fonde Venura Publication. Fwi li pi renmen se Anana paske li dous epi li kenbe moun an sante. Ou kapab swiv Venura sou Instagram *@line_arts_ny_venura.*

Reniteau se yon tradiktè epi yon pwofesè, men li konn jwe gita tou. Fwi li pi renmen an se Mango paske li gen anpil ji epi li dous.

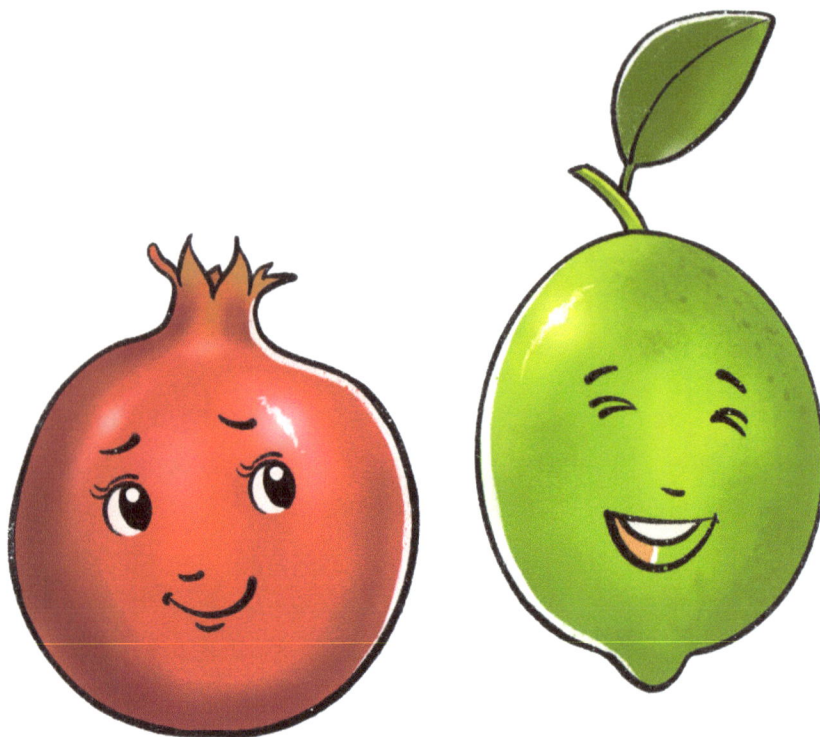

# Fwi apetisan pou bay vant kontantman : Liv koloryaj

Angaje ou nan yon vwayaj enteresan avèk Fanmi Fwi a epi dekouvri mond fwi yo nan bèl liv desen sa a !

Diferan kalite fwi yo pote lavi nan liv desen sa a. Li pèmèt jenn lektè yo fè konesans avèk nouvo zanmi fwi yo fenk rankontre la a.

Soti nan koulè wouj fonse Frèz pou rive nan koulè jòn klere Fig yo, atis ki ap boujonnen kapab kolorye paj yo avèk koulè yo pi renmen, sa fè Fanmi Fwi an plis enteresan epi yo rete nan tèt atis nou yo.

Prepare ou pou ou mete koulè nan wout sa a ki ap mennen ou nan yon lavi kè kontan epi an sante avèk Fanmi Fwi a — yon eksperyans ki bèl, ki edikatif epi atistik pou chak jenn ki renmen fwi !

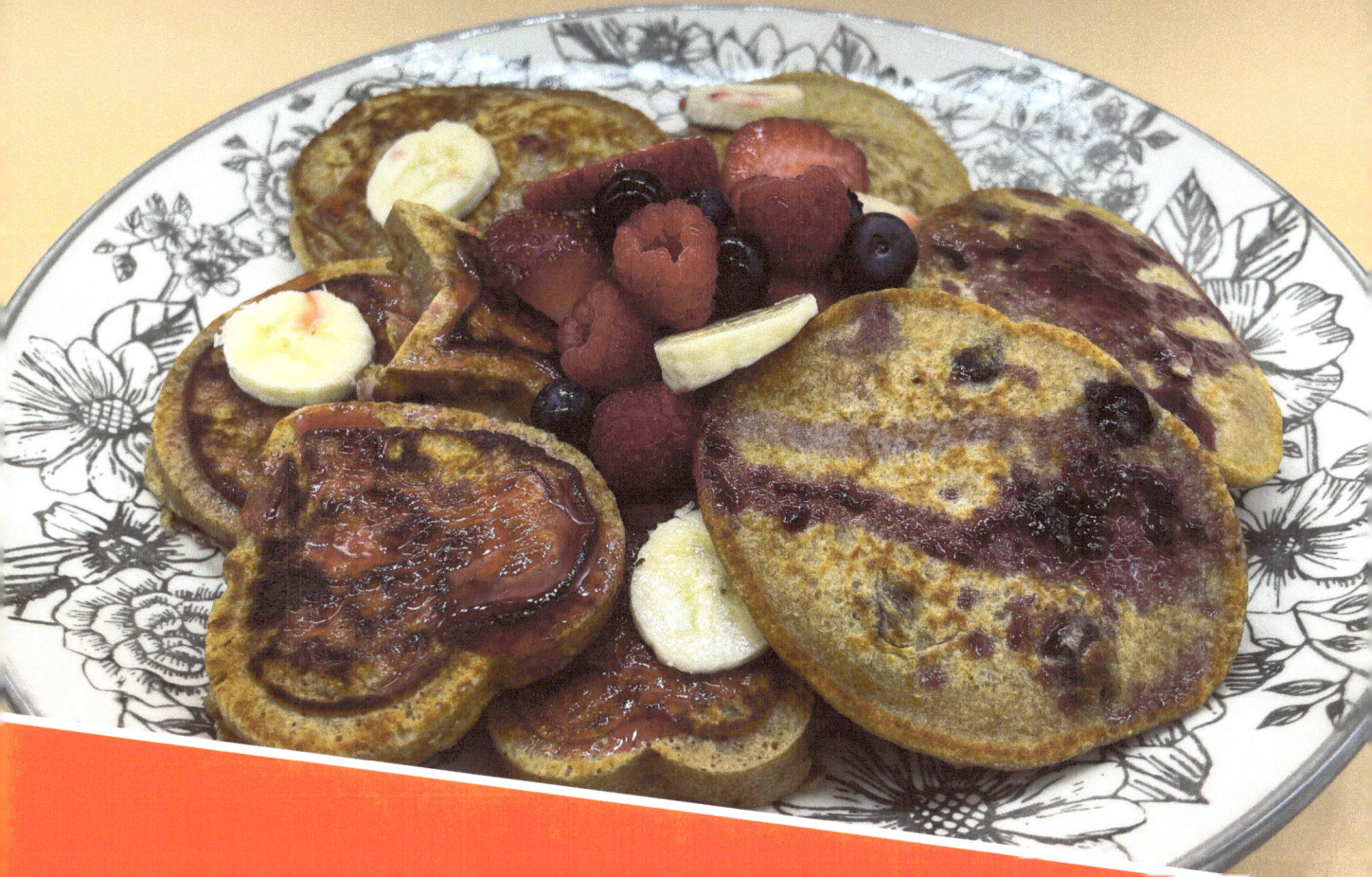

# ANALIZ
# RESÈT YO

# Analiz Resèt yo
## Enfòmasyon sou Nitrisyon

* % Valè Pousantaj pou chak jou a di ou kantite yon eleman ki nan manje pou yon moun pote pou nouri kò moun sa a chak jou. Se 2,000 kalori pa jou yo itilize lè y ap bay moun konsèy sou nitrisyon jeneral.

| Salad Fwi | |
|---|---|
| Pòsyon: 1 | |
| **Kantite nan chak pòsyon** | |
| Kalori | 202 |
| **% Valè pou chak jou*** | |
| Grès 1.2g | 2% |
| Grès Satire 0.2g | 1% |
| Kolestewòl 0mg | 0% |
| Sodyòm 33mg | 1% |
| Kaboyidrat 49.9g | 18% |
| Fib Alimantè 8.3g | 30% |
| Sik 38.4g | |
| Pwoteyin 3.6g | |
| Vitamin D 0mcg | 0% |
| Kalsyòm 60mg | 5% |
| Fè 2mg | 10% |
| Potasyòm 874mg | 19% |

| Sòs Pòm | |
|---|---|
| Pòsyon: 1 | |
| **Kantite nan chak pòsyon** | |
| Kalori | 116 |
| **% Valè pou chak jou*** | |
| Grès 0.4g | 1% |
| Grès Satire 0g | 0% |
| Kolestewòl 0mg | 0% |
| Sodyòm 2mg | 0% |
| Kaboyidrat 30.8g | 11% |
| Fib Alimantè 5.4g | 19% |
| Sik 23.2g | |
| Pwoteyin 0.6g | |
| Vitamin D 0mcg | 0% |
| Kalsyòm 1mg | 0% |
| Fè 1mg | 6% |
| Potasyòm 239mg | 5% |

# Analiz Resèt yo
## Enfòmasyon sou Nitrisyon

* % Valè Pousantaj pou chak jou a di ou kantite yon eleman ki nan manje pou yon moun pote pou nouri kò moun sa a chak jou. Se 2,000 kalori pa jou yo itilize lè y ap bay moun konsèy sou nitrisyon jeneral.

## Sòs Pòm avèk Franbwaz

Pòsyon: 1

**Kantite nan chak pòsyon**

| | |
|---|---|
| Kalori | 123 |

| **% Valè pou chak jou\*** | |
|---|---|
| Grès 0.5g | 1% |
| Grès Satire 0g | 0% |
| Kolestewòl 0mg | 0% |
| Sodyòm 2mg | 0% |
| Kaboyidrat 32.5g | 12% |
| Fib Alimantè 6.3g | 23% |
| Sik 23.8g | |
| Pwoteyin 0.8g | |
| Vitamin D 0mcg | 0% |
| Kalsyòm 5mg | 0% |
| Fè 1mg | 6% |
| Potasyòm 260mg | 6% |

## Yogout avèk Fwi

Pòsyon: 1

**Kantite nan chak pòsyon**

| | |
|---|---|
| Kalori | 199 |

| **% Valè pou chak jou\*** | |
|---|---|
| Grès 9.2g | 12% |
| Grès Satire 2.3g | 11% |
| Kolestewòl 5mg | 2% |
| Sodyòm 34mg | 1% |
| Kaboyidrat 47.1g | 17% |
| Fib Alimantè 5.3g | 19% |
| Sik 29.9g | |
| Pwoteyin 3.2g | |
| Vitamin D 0mcg | 0% |
| Kalsyòm 119mg | 9% |
| Fè 2mg | 10% |
| Potasyòm 512mg | 11% |

# Analiz Resèt yo

## Enfòmasyon sou nitrisyon

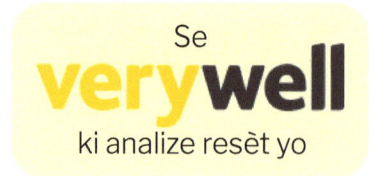

* % Valè Pousantaj pou chak jou a di ou kantite yon eleman ki nan manje pou yon moun pote pou nouri kò moun sa a chak jou. Se 2,000 kalori pa jou yo itilize lè y ap bay moun konsèy sou nitrisyon jeneral.

| Fwi blennde | |
|---|---|
| Pòsyon: 1 | |
| **Kantite nan chak pòsyon** | |
| Kalori | 346 |
| **% Valè pou chak jou*** | |
| Grès 9g | 12% |
| Grès Satire 4.6g | 23% |
| Kolestewòl 24mg | 8% |
| Sodyòm 102mg | 4% |
| Kaboyidrat 62.1g | 23% |
| Fib Alimantè 11.2g | 40% |
| Sik 48.2g | |
| Pwoteyin 10.1g | |
| Vitamin D 98mcg | 488% |
| Kalsyòm 310mg | 24% |
| Fè 2mg | 12% |
| Potasyòm 861mg | 18% |

| Ji krannberi | |
|---|---|
| Pòsyon: 2 | |
| **Kantite nan chak pòsyon** | |
| Kalori | 25 |
| **% Valè pou chak jou*** | |
| Grès 0g | 0% |
| Grès Satire 0g | 0% |
| Kolestewòl 0mg | 0% |
| Sodyòm 0mg | 0% |
| Kaboyidrat 5.7g | 2% |
| Fib Alimantè 0.7g | 2% |
| Sik 4.7g | |
| Pwoteyin 0g | |
| Vitamin D 0mcg | 0% |
| Kalsyòm 3mg | 0% |
| Fè 0mg | 1% |
| Potasyòm 31mg | 1% |

# Analiz Resèt yo
## Enfòmasyon sou Nitrisyon

* % Valè Pousantaj pou chak jou a di ou kantite yon eleman ki nan manje pou yon moun pote pou nouri kò moun sa a chak jou. Se 2,000 kalori pa jou yo itilize lè y ap bay moun konsèy sou nitrisyòn jeneral.

| Pòm avèk Manba | |
|---|---|
| Pòsyon: 1 | |
| **Kantite nan chak pòsyon** | |
| Kalori | 257 |
| **% Valè pou chak jou*** | |
| Grès 12.5g | 16% |
| Grès Satire 2.6g | 13% |
| Kolestewòl 0mg | 0% |
| Sodyòm 112mg | 5% |
| Kaboyidrat 35.5g | 13% |
| Fib Alimantè 6.8g | 24% |
| Sik 25.5g | |
| Pwoteyin 6.6g | |
| Vitamin D 0mcg | 0% |
| Kalsyòm 2mg | 0% |
| Fè 3mg | 18% |
| Potasyòm 394mg | 8% |

| Sandwich Manba avèk Franbwaz | |
|---|---|
| Pòsyon: 1 | |
| **Kantite nan chak pòsyon** | |
| Kalori | 184 |
| **% Valè pou chak jou*** | |
| Grès 9g | 12% |
| Grès Satire 1.8g | 9% |
| Kolestewòl 0mg | 0% |
| Sodyòm 155mg | 7% |
| Kaboyidrat 20.1g | 7% |
| Fib Alimantè 3.1g | 11% |
| Sik 6.2g | |
| Pwoteyin 8g | |
| Vitamin D 1mcg | 3% |
| Kalsyòm 176mg | 14% |
| Fè 3mg | 16% |
| Potasyòm 5mg | 0% |

# Analiz Resèt yo
## Enfòmasyon sou Nitrisyon

\* % Valè Pousantaj pou chak jou a di ou kantite yon eleman ki nan manje pou yon moun pote pou nouri kò moun sa a chak jou. Se 2,000 kalori pa jou yo itilize lè y ap bay moun konsèy sou nitrisyon jeneral.

| Sandwich Manba avèk Fig | |
|---|---|
| Pòsyon: 1 | |
| **Kantite nan chak pòsyon** | |
| Kalori | 136 |
| **% Valè pou chak jou\*** | |
| Grès 3.8g | 5% |
| Grès Satire 0.8g | 4% |
| Kolestewòl 0mg | 0% |
| Sodyòm 151mg | 7% |
| Kaboyidrat 23.2g | 8% |
| Fib Alimantè 3.5g | 12% |
| Sik 7.5g | |
| Pwoteyin 5.1g | |
| Vitamin D 1mcg | 3% |
| Kalsyòm 177mg | 14% |
| Fè 2mg | 9% |
| Potasyòm 152mg | 3% |

| Ji Grenad | |
|---|---|
| Pòsyon: 2 | |
| **Kantite nan chak pòsyon** | |
| Kalori | 74 |
| **% Valè pou chak jou\*** | |
| Grès 0g | 0% |
| Grès Satire 0g | 0% |
| Kolestewòl 0mg | 0% |
| Sodyòm 0mg | 0% |
| Kaboyidrat 19.1g | 7% |
| Fib Alimantè 0.7g | 3% |
| Sik 15.5g | |
| Pwoteyin 0.7g | |
| Vitamin D 0mcg | 0% |
| Kalsyòm 0mg | 0% |
| Fè 0mg | 1% |
| Potasyòm 295mg | 6% |

# Analiz Resèt yo
## Enfòmasyon sou Nitrisyon

* % Valè Pousantaj pou chak jou a di ou kantite yon eleman ki nan manje pou yon moun pote pou nouri kò moun sa a chak jou. Se 2,000 kalori pa jou yo itilize lè y ap bay moun konsèy sou nitrisyon jeneral.

| Frèz avèk krèm Fwete | |
|---|---|
| Pòsyon: 1 | |
| **Kantite nan chak pòsyon** | |
| Kalori | 320 |
| **% Valè pou chak jou*** | |
| Grès 23.1g | 30% |
| Grès Satire 13.8g | 69% |
| Kolestewòl 82mg | 27% |
| Sodyòm 26mg | 1% |
| Kaboyidrat 28.6g | 10% |
| Fib Alimantè 5.7g | 20% |
| Sik 19g | |
| Pwoteyin 3.1g | |
| Vitamin D 31mcg | 156% |
| Kalsyòm 85mg | 7% |
| Fè 1mg | 7% |
| Potasyòm 480mg | 10% |

| Limonad | |
|---|---|
| Pòsyon: 1 | |
| **Kantite nan chak pòsyon** | |
| Kalori | 179 |
| **% Valè pou chak jou*** | |
| Grès 0.4g | 1% |
| Grès Satire 0.1g | 0% |
| Kolestewòl 0mg | 0% |
| Sodyòm 3mg | 0% |
| Kaboyidrat 49.3g | 18% |
| Fib Alimantè 4g | 14% |
| Sik 39.7g | |
| Pwoteyin 1.6g | |
| Vitamin D 0mcg | 0% |
| Kalsyòm 37mg | 3% |
| Fè 1mg | 5% |
| Potasyòm 197mg | 4% |

# Analiz Resèt yo
## Enfòmasyon sou Nitrisyon

\* % Valè Pousantaj pou chak jou a di ou kantite yon eleman ki nan manje pou yon moun pote pou nouri kò moun sa a chak jou. Se 2,000 kalori pa jou yo itilize lè y ap bay moun konsèy sou nitrisyon jeneral.

| Limonad | | |
|---|---|---|
| Pòsyon: 2 | | |
| **Kantite nan chak pòsyon** | | |
| Kalori | | 107 |
| **% Valè pou chak jou\*** | | |
| Grès 0.1g | | 0% |
| Grès Satire 0g | | 0% |
| Kolestewòl 0mg | | 0% |
| Sodyòm 1mg | | 0% |
| Kaboyidrat 29.5g | | 11% |
| Fib Alimantè 1.2g | | 4% |
| Sik 25.8g | | |
| Pwoteyin 0.3g | | |
| Vitamin D 0mcg | | 0% |
| Kalsyòm 14mg | | 1% |
| Fè 0mg | | 1% |
| Potasyòm 44mg | | 1% |

| Ji Papay | | |
|---|---|---|
| Pòsyon: 2 | | |
| **Kantite nan chak pòsyon** | | |
| Kalori | | 316 |
| **% Valè pou chak jou\*** | | |
| Grès 8.6g | | 11% |
| Grès Satire 4.7g | | 24% |
| Kolestewòl 24mg | | 8% |
| Sodyòm 117mg | | 5% |
| Kaboyidrat 54.5g | | 20% |
| Fib Alimantè 4.1g | | 14% |
| Sik 49.2g | | |
| Pwoteyin 9g | | |
| Vitamin D 98mcg | | 488% |
| Kalsyòm 324mg | | 25% |
| Fè 1mg | | 4% |
| Potasyòm 777mg | | 17% |

# Analiz Resèt yo
## Enfòmasyon sou Nitrisyon

* % Valè Pousantaj pou chak jou a di ou kantite yon eleman ki nan manje pou yon moun pote pou nouri kò moun sa a chak jou. Se 2,000 kalori pa jou yo itilize lè y ap bay moun konsèy sou nitrisyon jeneral.

| Chadèk avèk Sik | |
| --- | --- |
| Pòsyon: 1 | |
| **Kantite nan chak pòsyon** | |
| Kalori | 121 |
| **% Valè pou chak jou*** | |
| Grès 0.3g | 0% |
| Grès Satire 0.1g | 0% |
| Kolestewòl 0mg | 0% |
| Sodyòm 0mg | 0% |
| Kaboyidrat 30.8g | 11% |
| Fib Alimantè 3.7g | 13% |
| Sik 27.2g | |
| Pwoteyin 2.1g | |
| Vitamin D 0mcg | 0% |
| Kalsyòm 40mg | 3% |
| Fè 0mg | 2% |
| Potasyòm 461mg | 10% |

| Ji Chadèk | |
| --- | --- |
| Pòsyon: 2 | |
| **Kantite nan chak pòsyon** | |
| Kalori | 40 |
| **% Valè pou chak jou*** | |
| Grès 0.1g | 0% |
| Grès Satire 0g | 0% |
| Kolestewòl 0mg | 0% |
| Sodyòm 0mg | 0% |
| Kaboyidrat 10.1g | 4% |
| Fib Alimantè 0.8g | 3% |
| Sik 9.3g | |
| Pwoteyin 0.5g | |
| Vitamin D 0mcg | 0% |
| Kalsyòm 9mg | 1% |
| Fè 0mg | 0% |
| Potasyòm 105mg | 2% |

# Analiz Resèt yo
## Enfòmasyon sou Nitrisyon

Se **veɾywell**
ki analize resèt yo

* % Valè Pousantaj pou chak jou a di ou kantite yon eleman ki nan manje pou yon moun pote pou nouri kò moun sa a chak jou. Se 2,000 kalori pa jou yo itilize lè y ap bay moun konsèy sou nitrisyon jeneral.

| Ji Zoranj | |
|---|---|
| Pòsyon: 2 | |
| **Kantite nan chak pòsyon** | |
| Kalori | 142 |
| **% Valè pou chak jou*** | |
| Grès 0.4g | 0% |
| Grès Satire 0.1g | 0% |
| Kolestewòl 0mg | 0% |
| Sodyòm 0mg | 0% |
| Kaboyidrat 35.5g | 13% |
| Fib Alimantè 7.3g | 26% |
| Sik 28.3g | |
| Pwoteyin 2.8g | |
| Vitamin D 0mcg | 0% |
| Kalsyòm 121mg | 9% |
| Fè 0mg | 2% |
| Potasyòm 547mg | 12% |

| Ji Grenadya | |
|---|---|
| Pòsyon: 2 | |
| **Kantite nan chak pòsyon** | |
| Kalori | 89 |
| **% Valè pou chak jou*** | |
| Grès 0.5g | 1% |
| Grès Satire 0g | 0% |
| Kolestewòl 0mg | 0% |
| Sodyòm 21mg | 1% |
| Kaboyidrat 21.7g | 8% |
| Fib Alimantè 7.9g | 28% |
| Sik 12.5g | |
| Pwoteyin 1.7g | |
| Vitamin D 0mcg | 0% |
| Kalsyòm 9mg | 1% |
| Fè 1mg | 7% |
| Potasyòm 263mg | 6% |

# Analiz Resèt yo
## Enfòmasyon sou Nitrisyon

* % Valè Pousantaj pou chak jou a di ou kantite yon eleman ki nan manje pou yon moun pote pou nouri kò moun sa a chak jou. Se 2,000 kalori pa jou yo itilize lè y ap bay moun konsèy sou nitrisyon jeneral.

## Zaboka avèk Pen Griye

| Pòsyon: 1 | |
|---|---|
| **Kantite nan chak pòsyon** | |
| Kalori | 181 |
| **% Valè pou chak jou*** | |
| Grès 12.1g | 15% |
| Grès Satire 2.6g | 13% |
| Kolestewòl 0mg | 0% |
| Sodyòm 153mg | 7% |
| Kaboyidrat 17.4g | 6% |
| Fib Alimantè 5.8g | 21% |
| Sik 2.3g | |
| Pwoteyin 4.1g | |
| Vitamin D 1mcg | 3% |
| Kalsyòm 182mg | 14% |
| Fè 1mg | 7% |
| Potasyòm 275mg | 6% |

## Sandwich zaboka (Fòm Dinozò)

| Pòsyon: 1 | |
|---|---|
| **Kantite nan chak pòsyon** | |
| Kalori | 361 |
| **% Valè pou chak jou*** | |
| Grès 24.1g | 31% |
| Grès Satire 5.2g | 26% |
| Kolestewòl 0mg | 0% |
| Sodyòm 307mg | 13% |
| Kaboyidrat 34.8g | 13% |
| Fib Alimantè 11.6g | 42% |
| Sik 4.6g | |
| Pwoteyin 8.2g | |
| Vitamin D 1mcg | 5% |
| Kalsyòm 364mg | 28% |
| Fè 2mg | 14% |
| Potasyòm 550mg | 12% |

# Analiz Resèt yo
## Enfòmasyon sou Nitrisyon

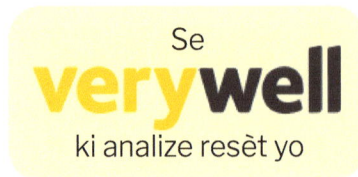

\* % Valè Pousantaj pou chak jou a di ou kantite yon eleman ki nan manje pou yon moun pote pou nouri kò moun sa a chak jou. Se 2,000 kalori pa jou yo itilize lè y ap bay moun konsèy sou nitrisyon jeneral.

| Avwàn di | |
|---|---|
| Pòsyon: 2 | |
| **Kantite nan chak pòsyon** | |
| Kalori | 402 |
| **% Valè pou chak jou\*** | |
| Grès 13g | 17% |
| Grès Satire 6.3g | 31% |
| Kolestewòl 37mg | 12% |
| Sodyòm 215mg | 9% |
| Kaboyidrat 59.1g | 21% |
| Fib Alimantè 8.9g | 32% |
| Sik 25g | |
| Pwoteyin 15.3g | |
| Vitamin D 0mcg | 0% |
| Kalsyòm 389mg | 30% |
| Fè 4mg | 20% |
| Potasyòm 669mg | 14% |

| Pancake Gwayav avèk Siwo Gway | |
|---|---|
| Pòsyon: 11 | |
| **Kantite nan chak pòsyon** | |
| Kalori | 335 |
| **% Valè pou chak jou\*** | |
| Grès 5.4g | 7% |
| Grès Satire 1.7g | 9% |
| Kolestewòl 84mg | 28% |
| Sodyòm 101mg | 4% |
| Kaboyidrat 63.2g | 23% |
| Fib Alimantè 15.8g | 57% |
| Sik 29.4g | |
| Pwoteyin 14.7g | |
| Vitamin D 8mcg | 39% |
| Kalsyòm 134mg | 10% |
| Fè 2mg | 12% |
| Potasyòm 1185mg | 25% |

# Analiz Resèt yo
## Enfòmasyon sou Nitrisyon

* % Valè Pousantaj pou chak jou a di ou kantite yon eleman ki nan manje pou yon moun pote pou nouri kò moun sa a chak jou. Se 2,000 kalori pa jou yo itilize lè y ap bay moun konsèy sou nitrisyon jeneral.

| Pancake Mitil | |
|---|---|
| Pòsyon: 11 | |
| **Kantite nan chak pòsyon** | |
| Kalori | 343 |
| **% Valè pou chak jou*** | |
| Grès 5.2g | 7% |
| Grès Satire 2g | 10% |
| Kolestewòl 89mg | 30% |
| Sodyòm 227mg | 10% |
| Kaboyidrat 61.1g | 22% |
| Fib Alimantè 8.4g | 30% |
| Sik 15.9g | |
| Pwoteyin 17.4g | |
| Vitamin D 8mcg | 39% |
| Kalsyòm 249mg | 19% |
| Fè 3mg | 19% |
| Potasyòm 583mg | 12% |

| Siwo Franbwaz | |
|---|---|
| Pòsyon: 4 | |
| **Kantite nan chak pòsyon** | |
| Kalori | 73 |
| **% Valè pou chak jou*** | |
| Grès 0.8g | 1% |
| Grès Satire 0g | 0% |
| Kolestewòl 0mg | 0% |
| Sodyòm 2mg | 0% |
| Kaboyidrat 16.7g | 6% |
| Fib Alimantè 9.2g | 33% |
| Sik 5.6g | |
| Pwoteyin 1.6g | |
| Vitamin D 0mcg | 0% |
| Kalsyòm 54mg | 4% |
| Fè 1mg | 6% |
| Potasyòm 197mg | 4% |

# Analiz Resèt yo
## Enfòmasyon sou Nitrisyon

\* % Valè Pousantaj pou chak jou a di ou kantite yon eleman ki nan manje pou yon moun pote pou nouri kò moun sa a chak jou. Se 2,000 kalori pa jou yo itilize lè y ap bay moun konsèy sou nitrisyon jeneral.

### Palèt Mango

Pòsyon: 4

**Kantite nan chak pòsyon**

| Kalori | 40 |
|---|---|
| **% Valè pou chak jou\*** | |
| Grès 0.3g | 0% |
| Grès Satire 0.1g | 0% |
| Kolestewòl 0mg | 0% |
| Sodyòm 1mg | 0% |
| Kaboyidrat 9.9g | 4% |
| Fib Alimantè 1.1g | 4% |
| Sik 9g | |
| Pwoteyin 0.5g | |
| Vitamin D 0mcg | 0% |
| Kalsyòm 7mg | 1% |
| Fè 0mg | 1% |
| Potasyòm 111mg | 2% |

### Ze avèk Tomat

Pòsyon: 2

**Kantite nan chak pòsyon**

| Kalori | 265 |
|---|---|
| **% Valè pou chak jou\*** | |
| Grès 22.9g | 29% |
| Grès Satire 4.7g | 24% |
| Kolestewòl 327mg | 109% |
| Sodyòm 361mg | 16% |
| Kaboyidrat 5.1g | 2% |
| Fib Alimantè 1.2g | 4% |
| Sik 3.1g | |
| Pwoteyin 11.8g | |
| Vitamin D 31mcg | 154% |
| Kalsyòm 58mg | 4% |
| Fè 2mg | 10% |
| Potasyòm 267mg | 6% |

# Analiz Resèt yo
## Enfòmasyon sou Nitrisyon

* % Valè Pousantaj pou chak jou a di ou kantite yon eleman ki nan manje pou yon moun pote pou nouri kò moun sa a chak jou. Se 2,000 kalori pa jou yo itilize lè y ap bay moun konsèy sou nitrisyon jeneral.

| Ji kachiman kanèl – Ji kowosòl – Ji kachiman kè Bèf | |
|---|---|
| Pòsyon: 2 | |
| **Kantite nan chak pòsyon** | |
| Kalori | 96 |
| **% Valè pou chak jou*** | |
| Grès 2g | 3% |
| Grès Satire 1.3g | 6% |
| Kolestewòl 3mg | 1% |
| Sodyòm 315mg | 14% |
| Kaboyidrat 17.7g | 6% |
| Fib Alimantè 1.1g | 4% |
| Sik 16.8g | |
| Pwoteyin 1.1g | |
| Vitamin D 10mcg | 50% |
| Kalsyòm 39mg | 3% |
| Fè 0mg | 1% |
| Potasyòm 87mg | 2% |

| Ji Gwayav-kiwi-Frèz | |
|---|---|
| Pòsyon: 2 | |
| **Kantite nan chak pòsyon** | |
| Kalori | 182 |
| **% Valè pou chak jou*** | |
| Grès 0.8g | 1% |
| Grès Satire 0.1g | 0% |
| Kolestewòl 0mg | 0% |
| Sodyòm 3mg | 0% |
| Kaboyidrat 44g | 16% |
| Fib Alimantè 4.9g | 17% |
| Sik 37g | |
| Pwoteyin 1.9g | |
| Vitamin D 0mcg | 0% |
| Kalsyòm 38mg | 3% |
| Fè 1mg | 4% |
| Potasyòm 418mg | 9% |

# Analiz Resèt yo
## Enfòmasyon sou Nitrisyon

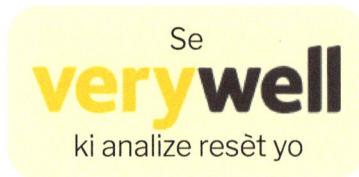

* % Valè Pousantaj pou chak jou a di ou kantite yon eleman ki nan manje pou yon moun pote pou nouri kò moun sa a chak jou. Se 2,000 kalori pa jou yo itilize lè y ap bay moun konsèy sou nitrisyon jeneral.

| Ji Pòm | |
|---|---|
| Pòsyon: 2 | |
| **Kantite nan chak pòsyon** | |
| Kalori | 152 |
| **% Valè pou chak jou*** | |
| Grès 0.2g | 0% |
| Grès Satire 0g | 0% |
| Kolestewòl 0mg | 0% |
| Sodyòm 1mg | 0% |
| Kaboyidrat 40.4g | 15% |
| Fib Alimantè 2.7g | 10% |
| Sik 36.6g | |
| Pwoteyin 0.3g | |
| Vitamin D 0mcg | 0% |
| Kalsyòm 1mg | 0% |
| Fè 1mg | 3% |
| Potasyòm 119mg | 3% |

| Benyè | |
|---|---|
| Pòsyon: 18 | |
| **Kantite nan chak pòsyon** | |
| Kalori | 42 |
| **% Valè pou chak jou*** | |
| Grès 0.6g | 1% |
| Grès Satire 0.1g | 1% |
| Kolestewòl 0mg | 0% |
| Sodyòm 136mg | 6% |
| Kaboyidrat 9.2g | 3% |
| Fib Alimantè 0.4g | 1% |
| Sik 6.3g | |
| Pwoteyin 0.4g | |
| Vitamin D 0mcg | 0% |
| Kalsyòm 1mg | 0% |
| Fè 0mg | 1% |
| Potasyòm 36mg | 1% |

*9 7 8 1 9 5 7 0 7 2 3 1 9*